W0041874

ARTHROSE

ARTHROSE

Beweglich bleiben

Dr. Thomas Heim

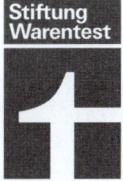

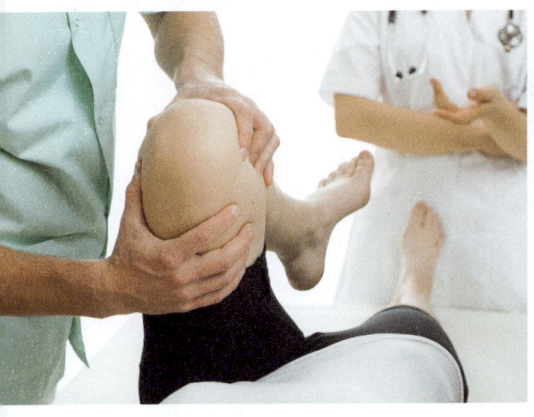
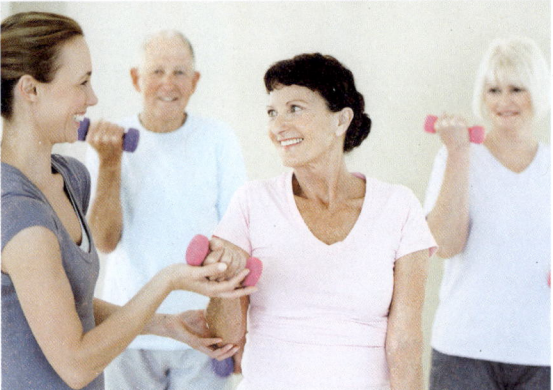

INHALT

LIEBE LESERIN, LIEBER LESER,

im Internet, in den Regalen der Buchläden sowie in Presse, Rundfunk und Fernsehen werden Sie viele kluge Ratschläge zur Behandlung der Arthrose finden. Leider beruhen nur wenige davon auf wissenschaftlich gesicherten Tatsachen. Das hindert die Vertreter solcher Meinungen aber nicht, sich als Experten in Sachen Arthrose hervorzutun. Manche tun es aus einem falsch verstandenen Sendungsbewusstsein, etwa aus dem Glauben, was ihnen geholfen hat, müsse auch allen anderen garantiert helfen. Bei anderen selbst ernannten Experten sind deren finanzielle Interessen mehr oder weniger offensichtlich. Je vollmundiger das Versprechen, „garantierte Heilung durch die Diät x oder das Spritzen von y" und je teurer die angebotene „Therapie", desto skeptischer sollten Sie solche Ratschläge betrachten. Immer wieder werden auch übertriebene Ängste geschürt – „Arthrose ist eine unheilbare Erkrankung, die Sie innerhalb kurzer Zeit an den Rollstuhl fesseln wird, es sei denn, Sie investieren tausende von Euro in die Wunderbehandlung x". Lassen Sie sich nicht von einer solch unfairen Masche aus der Ruhe bringen. Arthrose ist eine sehr verbreitete Erkrankung, die in den meisten Fällen ohne ausgeprägte Behinderungen verläuft und ihre Häufigkeit nimmt im Zuge des demografischen Wandels zu. Gelenkschmerzen sind in aller Regel gut behandelbar und die stetige technologische Optimierung künstlicher Gelenke hat auch die Behandelbarkeit weit fortgeschrittener Arthrose, etwa des Hüftgelenks, in den letzten dreißig Jahren um Längen verbessert.

Die Behandlung der Arthrose verschlingt jährlich mehrere Milliarden Euro. Dieser wachsende Markt ist hart umkämpft und nicht immer steht dabei das Wohl der Betroffenen im Zentrum der Bemühungen. Dieses Buch soll Ihnen dabei helfen, die Spreu vom Weizen zu trennen. Es räumt mit vielen Vorurteilen auf und gibt Ihnen fundiertes Wissen an die Hand, um selbst zu entscheiden, auf welche vorbeugenden und therapeutischen Maßnahmen Sie setzen wollen. Solch fundiertes Wissen über die Möglichkeiten und Grenzen heutiger Arthrose- und Schmerztherapie wird Sie davor bewahren, Ihr Leben unnötigerweise völlig auf den Kopf zu stellen und viel Geld für Dinge auszugeben, deren Nutzen und Verträglichkeit zweifelhaft ist. Ich möchte Ihnen zudem Mut machen, selbst herauszufinden, was Ihnen gut tut, was Sie realistischerweise in Ihrem Alltag unterbringen und wer Ihnen wirklich weiterhelfen kann.

Dr. med. Thomas M. Heim, Freiburg im Februar 2014

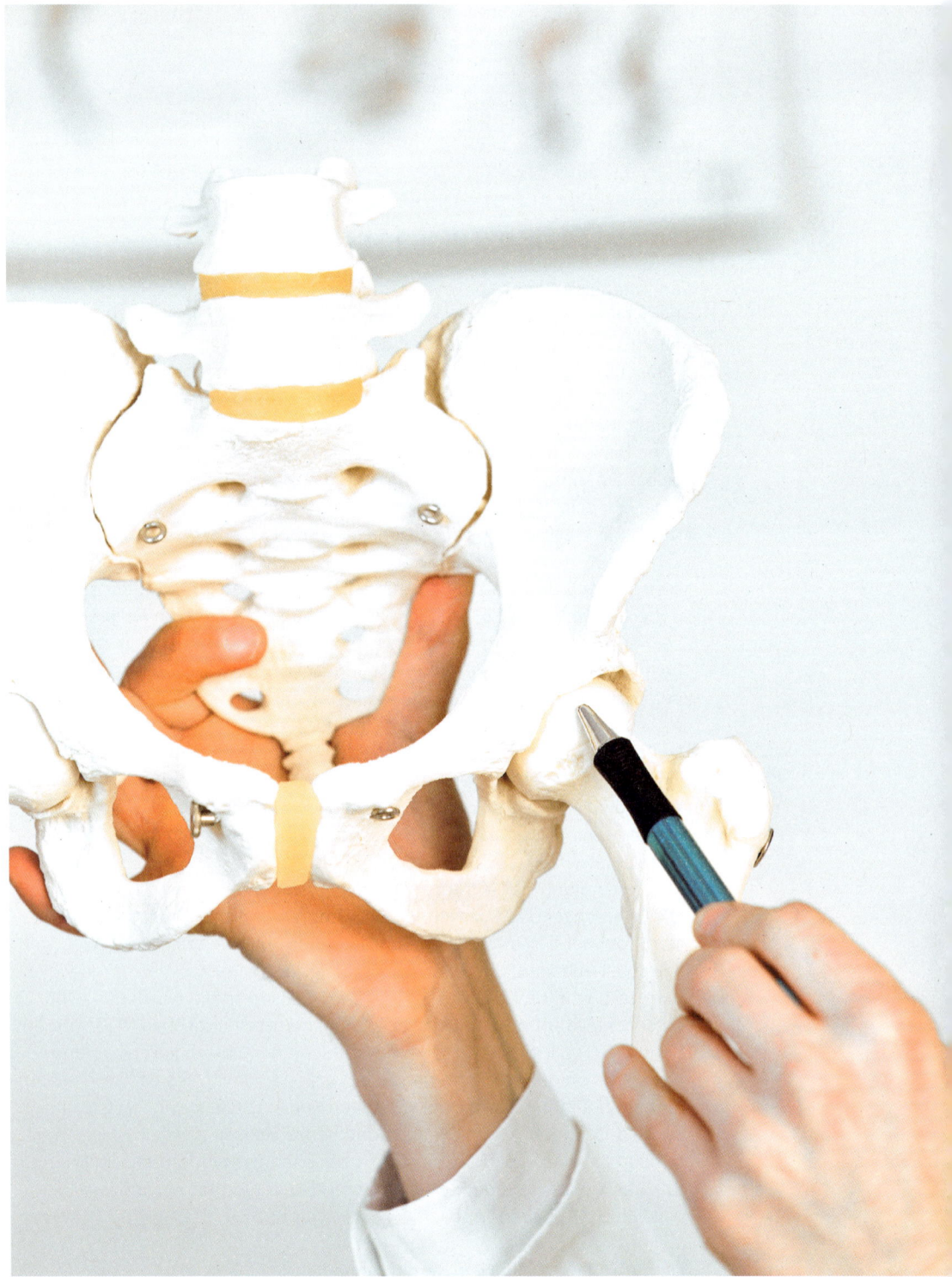

WISSENSWERTES
ZU GELENKEN

Gelenke sind extrem robust. Dass sie trotzdem nicht mehr selbstverständlich bis zum Lebensende halten, ist ein Tribut an unsere hohe Lebenserwartung. Seien Sie also gut zu Ihren Gelenken. Wie das geht und welche Bemühungen Sie sich getrost sparen können, erfahren Sie in diesem Buch.

EIN MUTMACHBUCH

Vermutlich haben Sie dieses Buch soeben aufgeschlagen, weil Sie selbst oder ein Angehöriger von Ihnen unter einer Gelenkerkrankung leiden. Vielleicht haben Sie schon einiges ausprobiert, waren bei verschiedenen Ärzten und sind mit dem bisherigen Ergebnis nicht so recht zufrieden. Möglicherweise beschäftigt Sie die Frage, ob es Alternativen zu den Medikamenten gibt, die Sie momentan einnehmen, oder wenigstens ergänzende Maßnahmen, die es Ihnen erlauben, (in Rücksprache mit Ihrem Arzt) die Dosis zu reduzieren. Vielleicht war die Behandlung auch erfolgreich und Sie wollen sich nun darüber informieren, wie Sie Ihre Gelenke vor weiterem Schaden bewahren können. Im ersten Teil des Buchs finden Sie eine Vielzahl wertvoller Informationen und Tipps zur Vorbeugung, Erkennung und Behandlung von Arthrose. Die Kapitel im zweiten Teil sind den am häufigsten von Arthrose betroffenen Gelenken gewidmet. Hier finden Sie speziellen Rat zu genau dem Gelenk oder den Gelenken, die bei Ihnen betroffen sind.

Kräfte sparen für die wirklich sinnvollen Veränderungen

Die Ratgeberseiten in Magazinen und populären Gesundheitsbüchern wimmeln vor klugen Ratschlägen zur Arthrosebehandlung. Man verspricht Ihnen Schmerzfreiheit und gesunde Gelenke, wenn Sie mit großem Aufwand alles gewissenhaft befolgen. Dieses Buch möchte Ihnen unnötige Einschränkungen, die damit verbundene Anstrengung und die Enttäu-

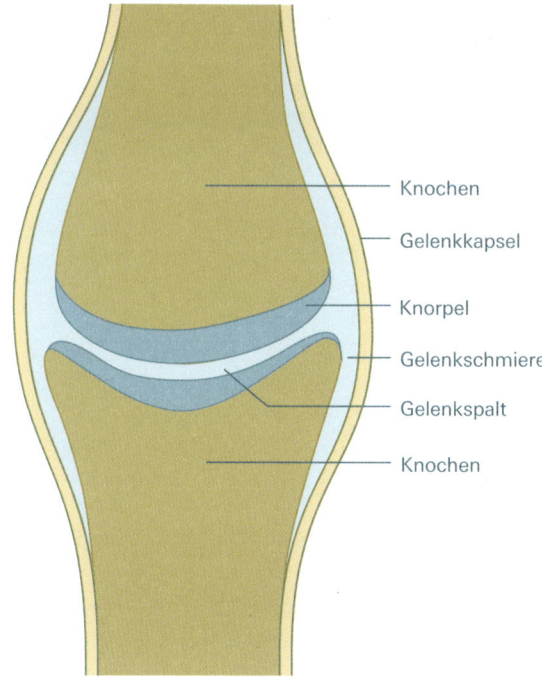

Knochen

Gelenkkapsel

Knorpel

Gelenkschmiere

Gelenkspalt

Knochen

OBEN Der Grundaufbau der meisten Gelenke ist ähnlich ...

RECHTS ... und doch sind die Gelenkteile unterschiedlich geformt, je nach dem, für welche Aufgaben das Gelenk zuständig ist. An ein Hüftgelenk beispielsweise werden ganz andere Anforderungen hinsichtlich Beweglichkeit und Stabilität gestellt als an ein Fingerendgelenk. Die blauen Pfeile in der Grafik deuten die Beweglichkeit in verschiedenen geometrischen Ebenen an.

schung über deren Scheitern ersparen. Es wird Sie fundiert darüber informieren, was eine gute Arthrosebehandlung auf Basis des heutigen Wissensstands ausmacht, welche Behandlungsansätze wissenschaftlich gesichert und wirklich empfehlenswert, welche nutzlos oder gar schädlich sind. Das Buch möchte Ihnen dabei helfen, Ihre Lebensgewohnheiten genau da zu ändern, wo es sich nachweislich lohnt, weil es Ihre Schmerzen lindert oder weil es Ihre Gelenke vor weiterem Schaden schützt.

Ergänzung und Vertiefung des Gesprächs

Ein Buch kann den Rat eines kompetenten Arztes niemals ersetzen, es kann ihn aber vorzüglich ergänzen, da wo für ein ausführlicheres Informationsgespräch keine Zeit mehr war oder Sie in der Aufregung die Hälfte wieder vergessen haben. Manche Tipps sind auch so einfach, dass sie Gefahr laufen, im Gespräch mit Ihrem Arzt über vermeintlich wichtigere Themen unter den Tisch zu fallen. Nicht selten sind es aber gerade die einfachen Dinge, die eine nachhaltige Veränderung ermöglichen. Dieses Buch ist ein Mutmachbuch, denn Gelenkschmerzen sind kein Schicksal; sie können vielmehr durch eine angemessene Lebensweise und wirksame Behandlungsverfahren deutlich in ihrem Verlauf beeinflusst werden. Auch für die Behandlung arthrosebedingter Bewegungseinschränkungen stehen heute sehr effektive nichtoperative und operative Verfahren zur Verfügung.

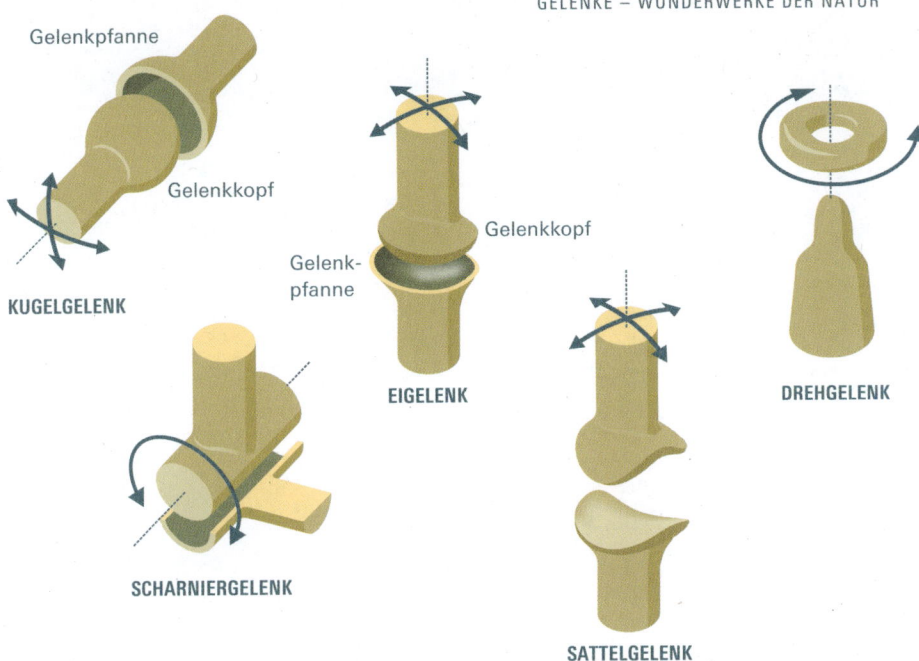

GELENKE – WUNDERWERKE DER NATUR

Ich möchte Sie nun zu Beginn zu einem kleinen Erkundungsgang durch die faszinierende Welt der Gelenke, dieser kostbaren Wunderwerke der Natur, einladen. Dadurch wird ihr Wissen über Bau und Funktion dieser Schätze wachsen, die Ihnen von Beginn Ihres Lebens bis heute treue Dienste erwiesen haben und hoffentlich noch lange in Zukunft erweisen werden. Gleichzeitig werden Sie ein Verständnis dafür entwickeln, wie Sie diese Schätze pflegen und bewahren können.

Architektur und Funktion

Als Gelenk im weiteren Sinn bezeichnet man die Verbindung zwischen zwei Knochen. Es gibt fast unbewegliche Gelenke, etwa die stabilen Fugen zwischen den Schädelknochen. In diesem Buch geht es aber nur um Gelenke im engeren Sinn, das heißt um solche, die die Knochen nicht nur fest miteinander verbinden, sondern deren freie Bewegung zueinander ermöglichen. Über hundert solch beweglicher Gelenke – im Folgenden nennen wir sie einfach nur Gelenke – tragen wir in unserem Körper, vom Kiefer bis zu den Zehen. Man kann sie grob nach ihrer Bewegungsfunktion, genauer gesagt nach ihren Freiheitsgraden einteilen.

So ist ein Kugelgelenk, beispielsweise das Hüftgelenk, in alle Richtungen frei beweglich, während Scharniergelenke, wie die Mittel- und Endgelenke der Finger, nur Ein- und Ausklappen in einer Ebene des Raums erlauben.

Rutschiger als Eis

Die Knochenenden, die sich in einem Gelenk begegnen, sind mit einer millimeterdünnen, extrem robusten und elastischen Gleitschicht überzogen, dem Gelenkknorpel. In einem gesunden Gelenk berühren sich die Knorpelflächen nicht unmittelbar.

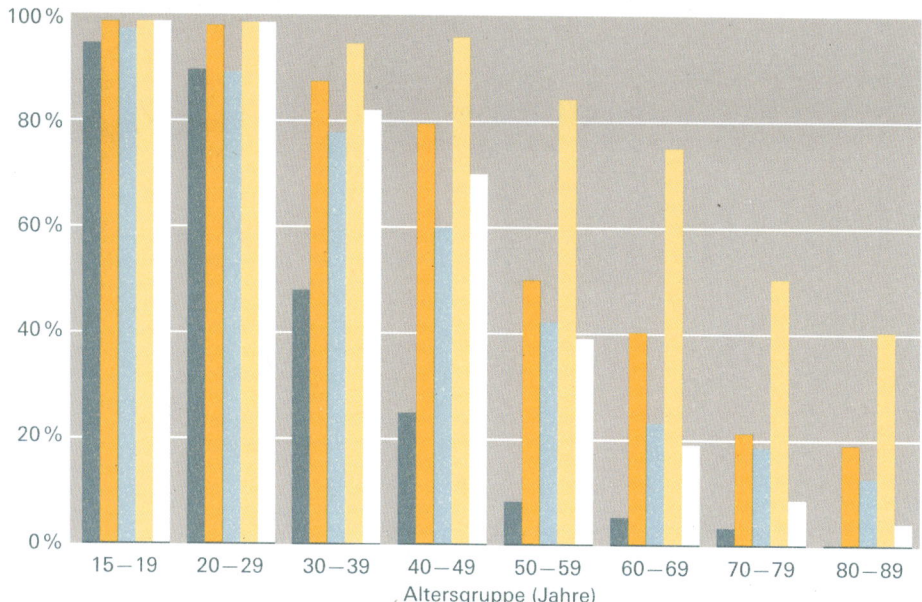

Gelenke **ohne** Arthrose (Häufigkeit in Prozent)

■ Kniegelenk ■ Hüftgelenk ■ Großzehengrundgelenk ■ Schultergelenk □ Ellenbogengelenk

Ein Flüssigkeitsfilm aus Gelenkschmiere, Synovia, füllt den schmalen Gelenkspalt zwischen den Knorpelflächen. Durch diese Schmierung sind die beiden Gelenkflächen rutschiger aufeinander gelagert als ein Schlittschuhfahrer auf der Eisfläche. Der kann deswegen so mühelos gleiten, weil sich zwischen Eisoberfläche und Schlittschuh ein dünner Wasserfilm befindet. Die Gelenkschmiere hat eine ähnliche Funktion; sie besteht aber nicht nur aus Wasser, sondern enthält bestimmte Stoffe, die sie noch gleitfähiger machen.

Gelenkkapsel schützt

Die knorpelumhüllten Knochenenden liegen eingebettet in der mit Gelenkschmiere gefüllten Gelenkkapsel. Deren Außenseite wird von derben, faserigen Bändern umschlossen, dadurch wird das Gelenk stabiler, vor dem „Entgleisen" bewahrt und gegen Druck und Stöße von außen geschützt. Die Muskulatur stabilisiert und führt das Gelenk zusätzlich.

Die Innenseite des Gelenks, auch Gelenkhöhle, ist von Schleimhaut ausgekleidet, die die Gelenkschmiere ständig erneuert. Zusätzlich zu ihrer schmierenden Funktion ernährt die Gelenkschmiere die Knorpelzellen und schützt vor Infektionen.

Was ist Arthrose?

Das Gelenk ist also sehr gut gegen Verletzungen und Verschleiß geschützt. Knorpel ist obendrein ein Gewebe, dessen Belastbarkeit und Haltbarkeit jeden Materialentwickler vor Neid erblassen lässt. Über viele Jahre häufig wiederholte Druckbelastungen bis zu 2 000 Kilopascal sind für gesunden Gelenkknorpel kein Problem. 2 000 Kilopascal entsprechen etwa dem Druck, den ein 20-kg-Gewicht auf einen Quadratzentimeter ausübt, oder etwa dem Zehnfachen des Drucks in einem Autoreifen. Früher, das heißt vor dem 19. Jahrhundert, wurde das „Verfallsdatum" des Gelenkknorpels auch nur in Ausnahmefällen erreicht. Die in den Industrienatio-

LINKS Ab einem bestimmten Lebensalter ist die Mehrheit von einer Arthrose betroffen. Bei den Kniegelenken trifft das beispielsweise bereits auf die Altersgruppe zwischen 30 und 39 Jahren zu.

nen mittlerweile sehr hohe Lebenserwartung ist erfreulich, aber die Dauerbeanspruchung des Körpers macht sich nun im letzten Lebensdrittel deutlich bemerkbar. Dazu kommt ein gelenkbelastender Lebensstil: Übergewicht, gefördert durch Bewegungsmangel und ungünstige Ernährungsgewohnheiten, hat dabei den stärksten Einfluss auf das Arthroserisiko.

Abnutzung überholt Regeneration

70 Prozent aller über 60-Jährigen haben Arthrose, so nennt man den allmählichen Verschleiß der knorpeligen Gelenkflächen und der übrigen Teile des Gelenks.

Ab Mitte 30 sind die Menschen mit gänzlich unauffälligen Kniegelenksknorpeln in der Minderheit, bei steil fallender Tendenz (s. Abbildung).

Wie früh die Arthrose einsetzt, wie schnell und wie weit sie voranschreitet, ist individuell sehr unterschiedlich und hängt von vielen verschiedenen Faktoren ab. Möglicherweise ist es eine Kombination aus übermäßiger Belastung und verminderter Belastbarkeit der Gelenke, die zu einer Arthrose führt (s. Kasten S. 14). Ein Grundproblem bei Gelenkerkrankungen ist, dass sich Gelenkknorpel nur in sehr begrenztem Umfang und nur über Monate hinweg regenerieren kann, oft langsamer als er im Zuge des Krankheitsprozesses verloren geht. Ist die Arthrose eindeutig auf eine Verletzung, Fehlbildung oder Fehlstellung des Skeletts oder auf eine andere Erkrankung zurückzuführen, etwa eine rheumatoide Arthritis, dann spricht man auch von einer sekundären Arthrose, andernfalls von einer primären Arthrose.

Brandbeschleuniger des Knorpelverlusts

Der Begriff Rheuma wird im allgemeinen Sprachgebrauch häufig als Überbegriff für alle schmerzhaften Gelenkerkrankungen verwendet. Im medizinischen Kontext ist damit aber eine Gruppe chronisch entzündlicher Erkrankungen gemeint, die häufig mit einer Arthritis einhergehen, das heißt mit einer Gelenkentzündung. In den letzten Jahren haben die Gelenkforscher erkannt, dass auch bei der primären Arthrose – die man bisher sogar gemäß Definition für eine nichtentzündliche Erkrankung hielt – nicht nur mechanische Abnutzung, sondern auch Entzündung eine entscheidende Rolle spielt, als eine Art Brandbeschleuniger des Knorpelverlusts. Wird der Knorpel verletzt, dann werden daraufhin Entzündungsstoffe freigesetzt und Entzündungszellen aus dem Blut angelockt. Diese heizen Reparaturprozesse an, die aber in einen Umbau des elastischen Knorpels in weniger elastisches Narbengewebe münden. Damit nimmt die Belastbarkeit des Gelenks weiter ab und die noch unbeschädigten Knorpelanteile sind wachsenden Druck- und Scherkräften ausgesetzt.

Flüssigkeitsstau im Gelenk

Entzündet sich die Gelenkschleimhaut, dann kann ein Erguss entstehen, das heißt es staut sich Flüssigkeit im Gelenk, die Gelenkschmiere wird dadurch verdünnt und verliert an „Schmierkraft" und der Gelenkinnendruck steigt an. Schmerzen, Bewegungseinschränkung und die Belastung von Gelenkknorpel und -kapsel nehmen zu. Da die Elastizität und Stabilität der Kapselwand bei Arthrose ebenfalls eingeschränkt ist, können sich durch den erhöhten Druck in der Gelenkhöhle Zysten bilden, das sind flüssigkeitsgefüllte Ausstülpungen der Kapselwand. Das ist so ähnlich wie bei einem prall aufgepumpten Fahrradschlauch, der sich durch eine mürbe Stelle des Reifens wölbt und mit zunehmendem Druck immer weiter aufbläht.

INFO **Faktoren, die eine Arthrose begünstigen**

Übermäßige Belastung
des Gelenks

- Übergewicht belastet vor allem das Kniegelenk
- Verletzungen des Gelenkknorpels
- Dauerhafte Fehlbelastung, etwa im Rahmen der Berufsausübung. Die Kniegelenksarthrose beispielsweise wird unter bestimmten Voraussetzungen als Berufskrankheit anerkannt, wie bei Fliesenlegern und anderen Berufen, die zu einem großen Teil im Knien oder einer kauernden Haltung ausgeübt werden.
- Ob und wenn ja, in welchem Ausmaß, eine Fehlstellung, etwa aufgrund eines Knochenbruchs oder einer angeborenen Abweichung der Knochenachsen, zu einer Arthrose beiträgt, ist unter Fachleuten umstritten. Die lange in Verdacht stehenden X-oder O-Beine beispielsweise scheinen das Risiko für eine Arthrose nicht nennenswert zu erhöhen. Sie können allenfalls bei einer bereits bestehenden Arthrose deren Verlauf ungünstig beeinflussen.

Verminderte Belastbarkeit
des Gelenks

- Entzündliche Gelenkerkrankungen
- Genetische Faktoren – es gibt seltene erbliche Formen der Arthrose
- Viele Orthopäden sind der Meinung, dass eine Fehlbildung, etwa des Hüftgelenks bei der angeborenen Hüftgelenksdysplasie, die Entstehung einer Arthrose begünstigt. Allerdings gibt es bislang keine Studien, die das zweifelsfrei bewiesen haben.
- Auch die Ansicht, dass nach längerer Schonung, z. B. Ruhigstellung nach einem Knochenbruch, die Belastbarkeit des Gelenks so stark reduziert ist, dass daraus ein erhöhtes Arthroserisiko erfolgt, konnte nicht durch geeignete Studien belegt werden.

Wie äußert sich die Erkrankung?
Schmerzen und Steifigkeit

Der Beginn einer Arthrose bleibt meist unbemerkt. Der Zusammenhang zwischen Arthrose und Schmerz ist locker: Es gibt Schmerz ohne Arthrose und Arthrose ohne Schmerz. Häufig sind dumpfe Gelenkschmerzen, die zunächst nur unter Belastung auftreten und in die benachbarten Gelenke ausstrahlen können. Typisch ist der Anlaufschmerz, das heißt, die Schmerzen sind in dem Moment am stärksten, in dem das Gelenk aus der Ruhe heraus beansprucht wird – etwa beim Aufstehen aus einem Sessel –, und klingen im Lauf der weiteren Bewegung ab. Später kann das betroffene Gelenk und die umgebende Muskulatur bei jeder Bewegung schmerzen oder sogar schon in Ruhe.

Viele Menschen mit Arthrose erleben auch eine zunehmende Steifigkeit ihrer Gelenke, die – ähnlich wie der Anlaufschmerz – vor allem nach einer längeren Ruhephase auftreten kann. Verbreitet ist dabei die Morgensteifigkeit, die nach dem Aufstehen langsam abklingt.

Bewegungseinschränkung

Arthroseschmerzen können, im Falle einer aktiven Entzündungsreaktion, mit Schwellung und Erwärmung des Gelenks einhergehen. Ebenfalls in fortgeschrittenen Stadien kann die Gelenkfunktion immer weiter abnehmen.

Anfangs ist vielleicht nur die Beugung, Streckung oder Drehung bis in die Endstellung erschwert, später nur noch eingeschränkt oder – bei einer kompletten Versteifung des Gelenks – gar nicht mehr möglich. Ein wichtiger Punkt der ärztlichen Untersuchung ist es, zu unterscheiden, inwieweit die Bewegungseinschränkung ausschließlich durch die Schmerzen bedingt ist oder durch Funktionseinbußen des Gelenks. Bei fortgeschrittener Erkrankung können sich die Gelenke verdicken und die Knochenachsen verschieben.

Sehr unterschiedliche Verläufe

Die Arthrose kann sehr unterschiedlich verlaufen. Prinzipiell kann sie alle Gelenke befallen, auch die der Wirbelsäule. Am häufigsten betroffen ist das Kniegelenk (S. 127) gefolgt von Hüft- (S. 132), Daumensattel- (S. 137) und Schultergelenk (S. 140). Bei manchen Menschen ist über viele Jahre nur ein einziges Gelenk erkrankt, bei anderen viele. Manche haben kaum Schmerzen und fühlen sich in ihren Alltagsaktivitäten bis ins hohe Alter wenig eingeschränkt, bei anderen schreitet die Erkrankung schnell fort und geht mit erheblichen Bewegungseinschränkungen einher.

Arthrose verläuft oft in Schüben, das heißt über mehrere Wochen sind die Beschwerden stärker, zwischen den Schüben schwächer; manche Betroffene sind in der Zeit zwischen den Schüben beschwerdefrei. Ein Krankheitsschub kann eine nachhaltige Verschlechterung der Gelenkfunktion nach sich ziehen.

Gelenkschmerz ist vieldeutig ...

Gelenkschmerzen sind ein wichtiges Warnsignal und bedürfen in jedem Fall einer angemessenen Schmerzdiagnostik und Schmerztherapie (zur Vertiefung sei der gleichnamige Ratgeber der Stiftung Warentest empfohlen). Die Stärke und Häufigkeit der Schmerzen lassen aber nicht unmittelbar auf den Zustand des Gelenks schließen. Wenn Sie starke Schmerzen in den Gelenken haben, sollte das also einerseits dringend ärztlich abgeklärt werden. Mitunter zeigen sich in den apparativen Untersuchungen wie Ultraschall, Gelenkspiegelung, Computer- oder Kernspintomografie Auffälligkeiten, wie sie sich bei vielen Menschen Ihres Alters finden, die aber keinerlei Beschwerden haben. Vielleicht sind die Gelenke in diesem Fall gar nicht die Hauptursache für Ihre Schmerzen. Näheres dazu erfahren Sie im folgenden Kapitel.

... und vielschichtig

Arthrose kann in eine chronische Schmerzerkrankung münden. Dabei koppelt sich der Schmerz, der ursprünglich ganz im Zeichen von Knorpelverletzung und Entzündung stand, vom „objektiven" Zustand des Gelenks und den umgebenden Teilen des Bewegungssystems immer mehr ab und führt ein Eigenleben im Nervensystem des Betroffenen. Das kann zu einem Teufelskreis aus Schmerz, Anspannung und Fehlbelastung führen, oder auch zu einem Teufelskreis aus Schmerz, Angst vor dem Schmerz und ungünstigen Verhaltensweisen, wie übermäßigem Alkoholkonsum, ungünstiger Ernährung, Bewegungsmangel und Übergewicht. Dem Risiko für eine solche Entwicklung kann man wirksam entgegentreten, indem Diagnostik und Behandlung der Erkrankung bereits in der Frühphase sorgfältig die verschiedenen Ebenen des Schmerzes berücksichtigen.

Arthroseschmerz ist wie jede Schmerzerkrankung ein vieldimensionales und wandelbares Geschehen. Er beinhaltet nicht nur die Ebene der konkreten und objektivierbaren Gelenkschädigung, sondern auch die Ebene hochkomplexer Schmerzverarbeitung im Nervensystem, die Ebene des körpereigenen Abwehrsystems und nicht zuletzt auch die Ebene der betroffenen Person mit all ihren Erfahrungen, Ängsten, möglichen seelischen Belastungen, ihrer Bereitschaft und ihrem Mut, selbst für ihre Gesundheit aktiv zu werden, darin von ihren Mitmenschen unterstützt zu werden und wirksam für solche Unterstützung zu sorgen.

DIAGNOSTIK – HERAUSFINDEN, WAS IHNEN FEHLT

Das erste Zeichen einer Gelenkerkrankung sind in der Regel Schmerzen. Gelenkschmerzen können aber auch andere Ursachen haben als eine Arthrose.

Zuerst das Gespräch

Oft kann der Arzt bereits aus der genauen Beschreibung Ihrer Schmerzen mit hoher Wahrscheinlichkeit die richtige Verdachtsdiagnose ableiten. Dabei sind unter anderen folgende Informationen besonders wichtig:

- Welches Gelenk/welche Gelenke schmerzen?
- Wechseln die betroffenen Gelenke oder sind es immer dieselben?
- Ist der Schmerz auf das Gelenk und seine Umgebung begrenzt oder strahlt er in eine andere Körperregion aus?

INFO **Welcher Arzt kann mir am besten helfen?**

Gelenkerkrankungen sind sehr häufig; vermutlich ist Ihr **Hausarzt** mit deren Erkennung und Behandlung vertraut und kann Sie gegebenenfalls an den geeigneten Facharzt überweisen. Spezialisten für das Bewegungssystem und damit auch für die Gelenke sind die Fachärzte für **Orthopädie** und **Unfallchirurgie**.

Die Behandlung chronisch entzündlicher Gelenkerkrankungen, etwa einer rheumatoiden Arthritis, fällt in das Gebiet der Rheumatologie. Es gibt Fachärzte für Innere Medizin und Rheumatologie und Orthopäden mit Zusatzbezeichnung **Rheumatologie**.

Da jede Schmerzerkrankung ein vieldimensionales Geschehen ist, ist es mitunter ratsam, bei Gelenkschmerzen einen schmerztherapeutisch und psychosomatisch kompetenten Arzt aufzusuchen. Was die **Schmerztherapie** betrifft, sind Ärzte mit gleichlautender Zusatzbezeichnung zu empfehlen. Psychosomatische und psychotherapeutische Zusatzkompetenzen können sich Ärzte aller Fachrichtungen – also beispielsweise auch Orthopäden – über den 80-stündigen Kurs **Psychosomatische Grundversorgung** aneignen oder über die Weiterbildung, die zum Führen der Zusatzbezeichnung **Fachgebundene Psychotherapie** ermächtigt.

Scheuen Sie sich nicht, in den Praxen anzurufen und sich nach der Aus- und Weiterbildung der für sie infrage kommenden Ärzte zu erkundigen. Wenn bereits feststeht, dass eine Operation für Sie sinnvoll ist, dann ist es vor allem die Erfahrung des Operateurs mit genau dieser Operation, die zählt. Näheres dazu auf S. 112

SKALEN ZUR EINSCHÄTZUNG DER SCHMERZZUSTÄNDE

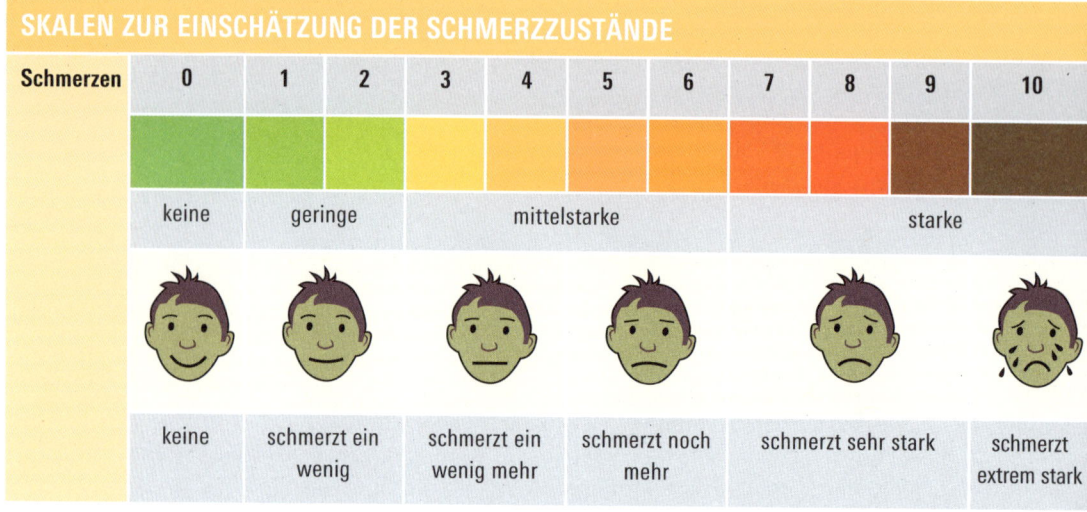

Schmerzen	0	1	2	3	4	5	6	7	8	9	10
	keine	geringe		mittelstarke				starke		
	keine	schmerzt ein wenig	schmerzt ein wenig mehr	schmerzt noch mehr		schmerzt sehr stark			schmerzt extrem stark		

- Wie stark ist der Schmerz im Moment? Schätzen Sie die Schmerzstärke anhand einer gedachten Schmerzskala von 0 für schmerzfrei bis 10 für extrem starke Schmerzen.
- Wie ist die Schmerzqualität, das heißt, wie genau fühlt sich der Schmerz an? Dumpf, drückend, ziehend, brennend, stechend, bohrend, pulsierend, flackernd, elektrisierend oder noch ganz anders?
- Tritt er plötzlich, einschießend auf oder eher allmählich an- und wieder abklingend, wellenartig?
- Wie stark war der Schmerz in den letzten Stunden, Tagen, Wochen?
- Wann ist er zum ersten Mal aufgetreten?
- Tritt er nur auf, wenn Sie das Gelenk belasten oder bewegen, oder auch in Ruhe?
- Wie ist Ihre Stimmung im Moment, wie war sie die letzten Stunden, Tage, Wochen?
- Fühlen Sie sich in letzter Zeit häufig niedergeschlagen, kraft- und mutlos?
- Vermeiden Sie bestimmte private oder berufliche Aktivitäten aus Angst vor Schmerzen?

 FÜHREN SIE EIN SCHMERZ-TAGEBUCH

Wenn Sie bereits länger unter Schmerzen leiden, kann es für Sie sinnvoll sein, ein Schmerztagebuch zu führen, in dem Sie mehrmals am Tag ihre aktuelle Schmerzstärke und -qualität notieren, was Sie gegen die Schmerzen unternommen haben, welche Medikamente Sie gebraucht haben und wie ihr allgemeines Wohlbefinden an dem Tag war. Das kann Ihrem Arzt, aber auch Ihnen dabei helfen, sich ein klareres Gesamtbild von Ihrer Erkrankung zu machen, auch kleine Veränderungen wahrzunehmen und wertzuschätzen und mit der momentanen Situation umgehen zu können, auch wenn Sie sie nicht sofort und komplett ändern können.

Körperliche Untersuchung

Der Arzt wird im Rahmen einer allgemeinen körperlichen Untersuchung den Zustand Ihres Bewegungssystems, einschließlich der betroffenen Gelenke und der umgebenden Strukturen, durch Abtasten, gefühlvolles Bewegen und Ausloten der Bewegungsgrenzen untersuchen. Er kann sich damit ein Bild von der Funktionsfähigkeit des Gelenks und even-

LINKS Schmerzen können – anders als die Körpertemperatur oder der Blutdruck – nicht gemessen werden. Wie stark Ihr Schmerz ist, können Sie nur selbst beurteilen. Dabei helfen Schmerzskalen. Schmerztherapeuten empfehlen die Skala von 0 bis 10.

tueller Druckschmerzhaftigkeit machen. Auch ein Erguss, etwa des Kniegelenks, kann bereits in der körperlichen Untersuchung auffallen. Anhand Ihrer Angaben und dem körperlichen Untersuchungsbefund kann der Arzt in der Regel die wichtige Frage beantworten, ob Ihre Schmerzen aus dem Gelenk selbst stammen, aus den Sehnen und Muskeln, die das Gelenk umgeben, oder eine ganz andere Ursache haben. Um zwischen Schmerzursachen im Gelenk und in Gelenknähe zu unterscheiden, kann es gelegentlich sinnvoll sein, ein lokales Betäubungsmittel ins Gelenk zu spritzen. Davor kann der Arzt etwas Gelenkflüssigkeit mit der Spritze absaugen, um diese im Labor untersuchen zu lassen. Auch ein Erguss kann durch eine solche Gelenkpunktion entlastet werden. Das wird zwar in der Regel als unmittelbar schmerzlindernd und entlastend erlebt; die Druckentlastung des Gelenkes beseitigt jedoch weder die zugrunde liegende Erkrankung, noch hält ihre Wirkung lange an. Da durch jede Punktion auch Bakterien aus der Haut in das Gelenk gelangen und eine Infektion hervorrufen können, sollte man damit eher zurückhaltend sein.

INFO Gelenkschmerzen – viele mögliche Ursachen

Schmerzen im Bereich der Gelenke können nicht nur von einer Arthrose, sondern von einer Vielzahl weiterer Erkrankungen herrühren. Manche davon haben nichts mit dem Zustand des Gelenkknorpels zu tun, andere können eine Arthrose nach sich ziehen. Hier einige Beispiele:

■ **Weitverbreitete Schmerzen**, auch Fibromyalgiesyndrom, Weichteilrheumatismus, somatoforme Schmerzstörung, Multiple Chemical Sensitivity: Die Vielzahl der Bezeichnungen zeigt, wie kontrovers die Meinungen zur Entstehung dieser Schmerzerkrankung sind. Nur wenig ist bei dieser Erkrankung wissenschaftlich nachgewiesen. Dazu zählt, dass operative Eingriffe und die üblichen Schmerzmittel dabei mehr schaden als nutzen und dass – wie bei vielen anderen chronischen Schmerzerkrankungen – eine Kombinationsbehandlung wirkt, unter anderem aus Schmerzpsychotherapie (S. 80), Entspannungsverfahren (S. 75), Sport oder Gymnastik (S. 33) und Physiotherapie (S. 47).

■ **Verletzungen**, etwa durch einen Unfall, können Schäden am Gelenkknorpel verursachen. Diese wiederum können die langfristig unvermeidliche Knorpelabnutzung beschleunigen und damit eine sekundäre Arthrose begünstigen. Unabhängig davon können aber auch Verletzungen an der Gelenkkapsel, den umgebenden Bändern und

Sehnen schmerzhafte Zustände verursachen, die in manchen Fällen sehr
lange anhalten.

■ **Rheumatoide Arthritis:** Chronisch
entzündliche Gelenkerkrankung, die
in der Regel einer speziellen medikamentösen Behandlung bedarf. Da sie
auch mit einer sekundären Arthrose
einhergeht, wird sie Ihnen in den folgenden Kapiteln immer wieder begegnen. Die Schmerzen bei der rheumatoiden Arthritis können aus dem Gelenk
selbst herrühren, oft aber auch aus den
ebenfalls entzündeten Strukturen um
das Gelenk herum, beispielsweise den
Muskeln und Sehnenansätzen.

■ **Gicht:** Stoffwechselerkrankung, bei
der das Blut zu viel Harnsäure enthält.
Harnsäurekristalle lagern sich in Gelenken ab, am häufigsten im Grundgelenk
des großen Zehs, verursachen dort
eine schmerzhafte Entzündung und
unbehandelt kann es zu Knochen- und
Gelenkschäden kommen. Die Behandlung besteht aus einer speziellen Diät
(S. 27) und gegebenenfalls Medikamenten.

■ **Psoriasisarthritis** nennt man eine
chronisch entzündliche Gelenkerkrankung, die bei manchen Menschen mit
Schuppenflechte auftreten kann und
die große Ähnlichkeiten zur rheumatoiden Arthritis aufweist. Die Schwere der
Hauterkrankung lässt weder auf die
Schwere der Gelenkentzündung schließen noch umgekehrt; zudem kann beides – scheinbar unabhängig voneinander – zu unterschiedlichen Zeitpunkten
auftreten. Sollten Sie Schuppenflechte
haben und bereits unter Gelenkbeschwerden gelitten haben, dann ist es
sehr ratsam, über beides mit Ihrem
Arzt zu sprechen, sowohl mit Ihrem
Hautarzt als auch mit Ihrem Orthopäden oder Rheumatologen.

■ Auch eine **infektionsbedingte
Arthritis** erhöht das Risiko für eine sekundäre Arthrose. Ein Beispiel dafür ist
eine verschleppte Infektion mit Borrelien, die sich Wochen bis Monate nach
einem Zeckenstich an den Gelenken
bemerkbar machen kann. Auch nach
bestimmten Magen-Darm-Infektionen,
etwa mit Salmonellen, kann eine Gelenkentzündung (Arthritis) auftreten.

■ **Chronisch entzündliche Darm-
erkrankungen** wie Colitis ulcerosa oder
Morbus Crohn können ebenfalls mit
Gelenkentzündungen einhergehen und
somit eine sekundäre Arthrose begünstigen.

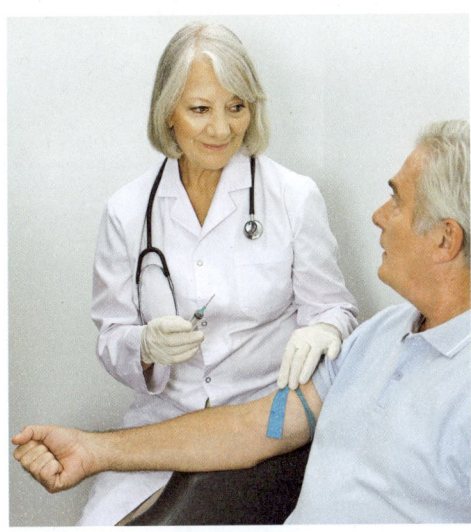 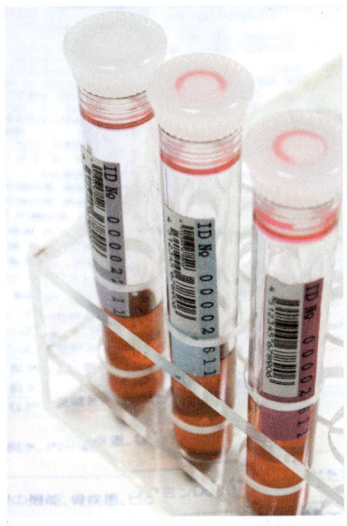

Laboruntersuchungen

Wenn Sie zum ersten Mal wegen Gelenkbeschwerden zum Arzt gehen, wird er
mit Ihnen sehr wahrscheinlich eine Blut-
entnahme vereinbaren. Das Labor kann
Ihr Blut unter anderem auf Entzündungs-
zeichen und genetische Merkmale untersuchen, die auf bestimmte chronisch
entzündliche Erkrankungen hindeuten
können. Weil eine möglicherweise uner-
kannte Harnweginfektion ebenfalls erhöhte Entzündungswerte im Blut erklären
kann, ist eine begleitende Urinuntersu-
chung sinnvoll.

Auch die Bestimmung der Harnsäure
im Blut gehört zur Routine bei Gelenkbeschwerden. Nach Borrelien oder anderen
Bakterien kann bei entsprechenden Hinweisen gezielt gefahndet werden, allerdings ist nicht immer ein zuverlässiger
Nachweis aus dem Blut möglich und es
gibt auch „Fehlalarme" bei diesen Untersuchungen. Die Diagnose wird sich daher
nie nur auf einen Laborwert stützen.

Wenn eine Gelenkpunktion (s. o.)
durchgeführt wird, dann kann die Gelenkflüssigkeit ebenfalls auf Entzündungszei-
chen untersucht werden.

Bildgebende Verfahren

Das rasante Fortschreiten der Informati-
onstechnologie beschert der Medizin immer empfindlichere und präzisere Unter-
suchungsmethoden und diese Entwicklung scheint bis heute mit unverminderter
Geschwindigkeit voranzuschreiten. Bilder
aus dem Körperinnern, auf denen auch
noch das kleinste Detail gestochen scharf
wiedergegeben ist, sind heute in allen Bereichen der Medizin selbstverständlich geworden. Der Traum früherer Ärztegenera-
tionen, in den Patienten gewissermaßen
hineinblicken zu können, ist in Erfüllung
gegangen. Ohne Zweifel sind diese Errun-
genschaften für viele Patienten ein großer
Segen, denn damit kommen die Ärzte in
vielen Fällen schneller zur richtigen Diagnose und können viele Krankheiten früher
und mit größerem Erfolg behandeln. Zudem erlauben die bildgebenden Techniken
bei Operationen und anderen invasiven
Eingriffen eine gute Orientierung. Die mi-
nimal invasive Chirurgie, „Schlüssellochchirurgie", die sich unter anderem auch
bei vielen Gelenkoperationen als Standard
durchgesetzt hat, wäre ohne die Erfin-
dung hochpräziser optischer Instrumente

RECHTS Durch eine Computertomografie können aus vielen Schnittbildern inzwischen per Computer auch dreidimensionale Bilder erzeugt werden.

(Endoskope), mit denen man direkt ins Körperinnere blicken kann, nicht möglich.

Fehl- und Überdiagnostik

Technischer Fortschritt heißt, man betritt Neuland. Das erfordert allerdings auch eine besondere Umsicht, weil man manche Auswirkungen der neuen Technologien noch nicht abschätzen kann. Ein solcher Effekt kann sein, dass Ärzte allein aufgrund der schieren Masse an Bildinformationen, die sie mit den neuen Geräten generieren, den Blick fürs Wesentliche verlieren oder gar die entscheidenden Details in der Hektik des Krankenhaus- oder Praxisbetriebs übersehen. Es scheint sich in den letzten Jahren ebenfalls eine Tendenz zum Überbewerten von Auffälligkeiten in der Bildgebung abzuzeichnen. Da es an Erfahrungswerten zu den neuen, hochempfindlichen Verfahren fehlt, neigt man dazu, im Zweifelsfall eine Behandlung auch bei Patienten durchzuführen, bei denen das gar nicht notwendig oder sogar eher schädlich ist und die mit den alten Untersuchungsverfahren noch als gesund durchgegangen wären.

Ein häufiger Fehler bei der Bildgebung des Bewegungssystems einschließlich Wirbelsäule und Gelenken ist es, die Schmerzen, die der Patient schildert, reflexartig dem zuzuordnen, was man in der Bildgebung an Auffälligkeiten findet; nicht selten würden sogar einfache anatomische Kenntnisse ausreichen, um einen solchen Zusammenhang auszuschließen. Zudem haben Studien gezeigt,

dass das Ausmaß der Schmerzen nicht mit dem Ausmaß der Gelenkschädigung gleichzusetzen ist.

Zweite Meinung einholen

Einem medizinischen Laien ist es leider in vielen Fällen nicht möglich, Sinn und Unsinn einer bestimmten Untersuchung zu beurteilen. Sie können Ihren Arzt aber darum bitten, Ihnen zu erklären, welchen Informationsgewinn er sich von der empfohlenen Untersuchung verspricht und welche Konsequenzen ein bestimmtes Ergebnis für die Weiterbehandlung hätte.

Wenn Sie das nicht so recht überzeugt, und besonders, wenn es um eine invasive Untersuchung geht, sollten Sie sich nicht scheuen, eine zweite Meinung von einem anderen Arzt oder Krankenhaus einzuholen.

 BRINGEN SIE ALLE BILDER UND BEFUNDE MIT

Helfen Sie, unnötige Mehrfachuntersuchungen zu vermeiden, indem Sie bei einem Arztwechsel alle bisher angefertigten Befunde gleich zum ersten Termin mitbringen. Manche Untersuchungen, wie die Computertomografie, gehen mit einer erheblichen Strahlenbelastung einher. Zudem entlasten Sie damit Ihre Krankenkasse. Viele Ärzte und Kliniken stellen ihren Patienten auf Nachfrage gerne und auch kurzfristig alle erhobenen Bilddaten in Originalauflösung auf einer DVD zur Verfügung oder kopieren sie auf Ihren persönlichen USB-Speicherstick.

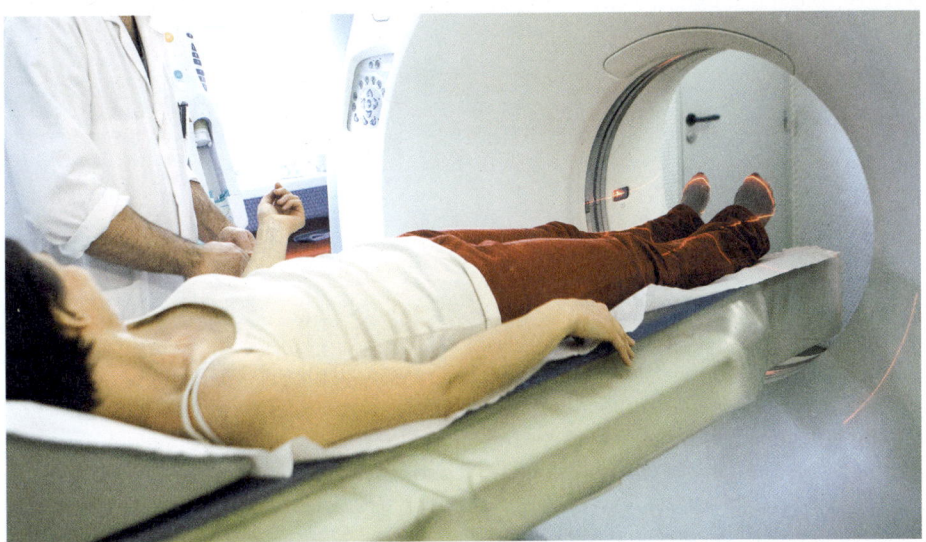

Bildgebende Verfahren im Überblick

- **Konventionelles Röntgen**

Auch die „gute alte" Röntgenaufnahme hat noch keineswegs ausgedient. Die Aufnahme in zwei Ebenen, vereinfacht erklärt von vorne und von der Seite, erlaubt einen Überblick über die Struktur und Stellung der Knochen sowie in einem begrenzten Umfang auch eine indirekte Beurteilung der Knorpeldicke. Damit ist sie als Früherkennungsmethode nach wie vor geeignet. Die Strahlenbelastung konnte durch spezielle Signalverstärkungstechniken deutlich gesenkt werden. Die Strahlendosis bei einer einfachen Röntgenaufnahme des Brustkorbs entspricht etwa der natürlichen Strahlenbelastung innerhalb von zehn Tagen. Bei Aufnahmen der Extremitäten ist sie noch viel geringer und variiert unter anderem mit der Größe der geröntgten Körperregion. Der neueste Stand der Technik sind digitale Röntgenaufnahmen, die – ähnlich wie die digitale Fotografie – keine Filme mehr benötigen und dadurch mit noch viel geringeren Strahlendosen auskommen.

- **Computertomografie (CT)**

Dabei werden Sie liegend in die Öffnung einer ringförmigen Apparatur geschoben. Die zu untersuchende Körperregion, etwa Ihre Hände, wird während der Untersuchung durchleuchtet und aus den dabei aufgefangenen Bildsignalen erzeugt der Computer Schnittbilder und mittlerweile auch dreidimensionale Bilder. Bei der Erkennung auch geringfügiger krankheitsbedingter Knochenveränderungen ist die CT eine der zuverlässigsten Methoden. Allerdings kann der Zustand des Knorpels im gewöhnlichen CT nicht zuverlässig beurteilt werden und die Strahlenbelastung ist etwa hundertmal höher als bei einer konventionellen Röntgenaufnahme des Brustkorbs.

- **Kernspintomografie (Magnetresonanztomografie – MRT)**

Das ist die berühmte „Röhre", von der Sie, falls Sie nicht sogar schon drin waren, bestimmt schon mal gehört haben. Die MRT ermöglicht sehr präzise Abbildungen von Weichteilgewebe und da-

RECHTS Statt in der „Röhre" können Magnetresonanzuntersuchungen inzwischen auch mit offenen Apparaten durchgeführt werden.

mit auch von Knorpel. Somit hat diese Untersuchung einen besonderen Stellenwert in der Diagnostik von Gelenkerkrankungen. Auch ein Erguss kann damit zuverlässig dargestellt werden. Ein weiterer Vorteil ist, dass die MRT-Bilder mithilfe von Magnetkräften erzeugt werden. Ihr Körper wird also nicht mit Röntgenstrahlen belastet.

Für **Menschen mit Herzschrittmacher** könnte eine MRT-Untersuchung wegen der starken Magnetkräfte lebensgefährlich werden und ist daher nur in gut begründeten Einzelfällen sowie unter Einhaltung spezieller Sicherheitsmaßnahmen vertretbar.

In der klassischen Röhre geht es eng zu. Viel mehr als Sie selbst hat darin keinen Platz und zudem macht die Maschine laute Klopfgeräusche. Aber, keine Angst, die meisten Menschen haben mit der Untersuchung keine besonderen Schwierigkeiten, Sie können jederzeit über einen Rufknopf und eine Gegensprechanlage mit dem radiologischen Team Kontakt aufnehmen. Eine MRT-Untersuchung dauert in der Regel zwischen 15 und 30 Minuten, je nach Größe des untersuchten Körperabschnitts eventuell auch etwas länger. Sie können sich aber vor der Untersuchung ein Beruhigungsmittel geben lassen. Damit überstehen das auch Menschen, die sich vor engen Räumen fürchten (Klaustrophobie). Es gibt mitt-

lerweile auch **offene MRT-Apparate**. So liegt man im offenen **Hochfeld-MRT**, auch „Sandwich-MRT", auf einer runden Plattform. Nur wenige Zentimeter über einem schwebt der andere Teil des Großgeräts, was für manche Menschen mit Klaustrophobie ebenfalls eine große Herausforderung darstellen kann. Ein weiterer Nachteil dieses Verfahrens ist, dass es etwas weniger präzise Bilder liefert als die klassische Röhre. Aus diesem Grund übernehmen die gesetzlichen Krankenkassen die Untersuchungskosten in der Regel nur bei der klassischen Röhre oder bei der Verwendung eines ringförmigen MRT-Apparats, der – ähnlich einem Computertomografen – mit einem weiteren und viel weniger tiefen Untersuchungstunnel versehen ist, als in der klassischen MRT, dieser aber, was die verwendeten Magnetkräfte und damit Präzision der Aufnahmen betrifft, in nichts nachsteht. Derzeit (Stand: Februar 2014) sind noch überwiegend klassische MRT-Geräte in Betrieb. Auf www.offenes-mrt.net finden Sie ein Verzeichnis radiologischer Praxen, die ein offenes Verfahren anbieten.

■ **Gelenkultraschall (Sonografie)**
Bis vor Kurzem war die Auflösung dieser Methode noch zu gering, um den Zustand des Gelenkknorpels zuverlässig zu beurteilen. Innerhalb der letzten

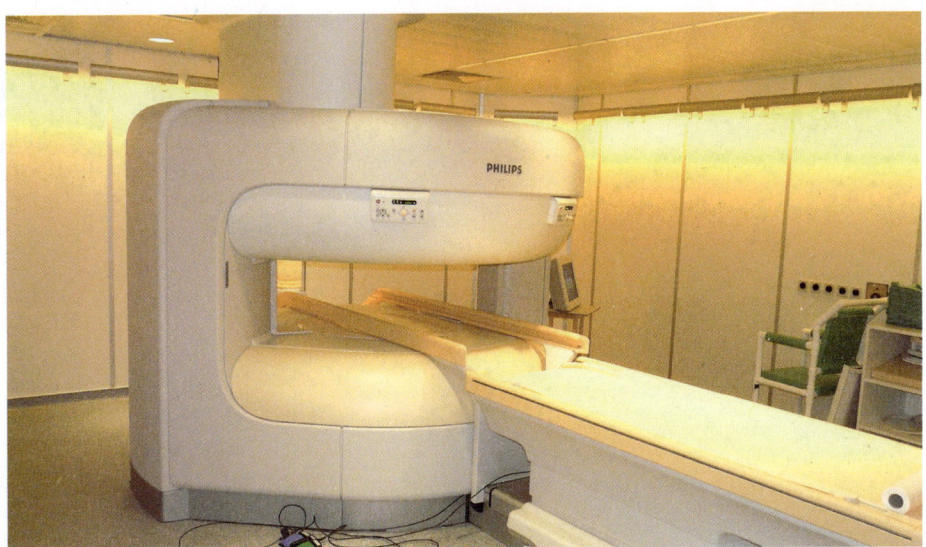

zehn Jahre wurde aber das Auflösungsvermögen von 0,7 Millimeter auf unter 0,15 Millimeter verbessert (Stand: Februar 2014). Damit können selbst in kleinen Gelenken wie den Fingergrundgelenken frühzeitig kleinste Defekte im Gelenkknorpel und Knochen erkannt werden. Mittels Power-Doppler-Sonografie kann man zudem die Durchblutung in der Gelenkschleimhaut beurteilen; entzündete Gewebe sind häufig stärker durchblutet. Ob die Methode in der Erkennung und Beurteilung von Gelenkerkrankungen an die MRT oder Arthroskopie heranreicht, muss noch in Studien geklärt werden. Vorteile gegenüber der MRT: Sie müssen nicht in die Röhre und Ihre Krankenkasse muss für diese Untersuchung deutlich weniger bezahlen.

- **Gelenkspiegelung (Arthroskopie)**
Das ist eine invasive Form der Diagnostik, das heißt, sie erfordert eine Teil- oder Vollnarkose und die sterilen Bedingungen eines Operationssaals. Als reine Untersuchungsmethode wurde sie weitgehend durch die MRT ersetzt. Da sie nun überwiegend als operativer Eingriff zur Behandlung von Knorpelschäden eingesetzt wird, ist sie im Kapitel Operationen näher beschrieben.

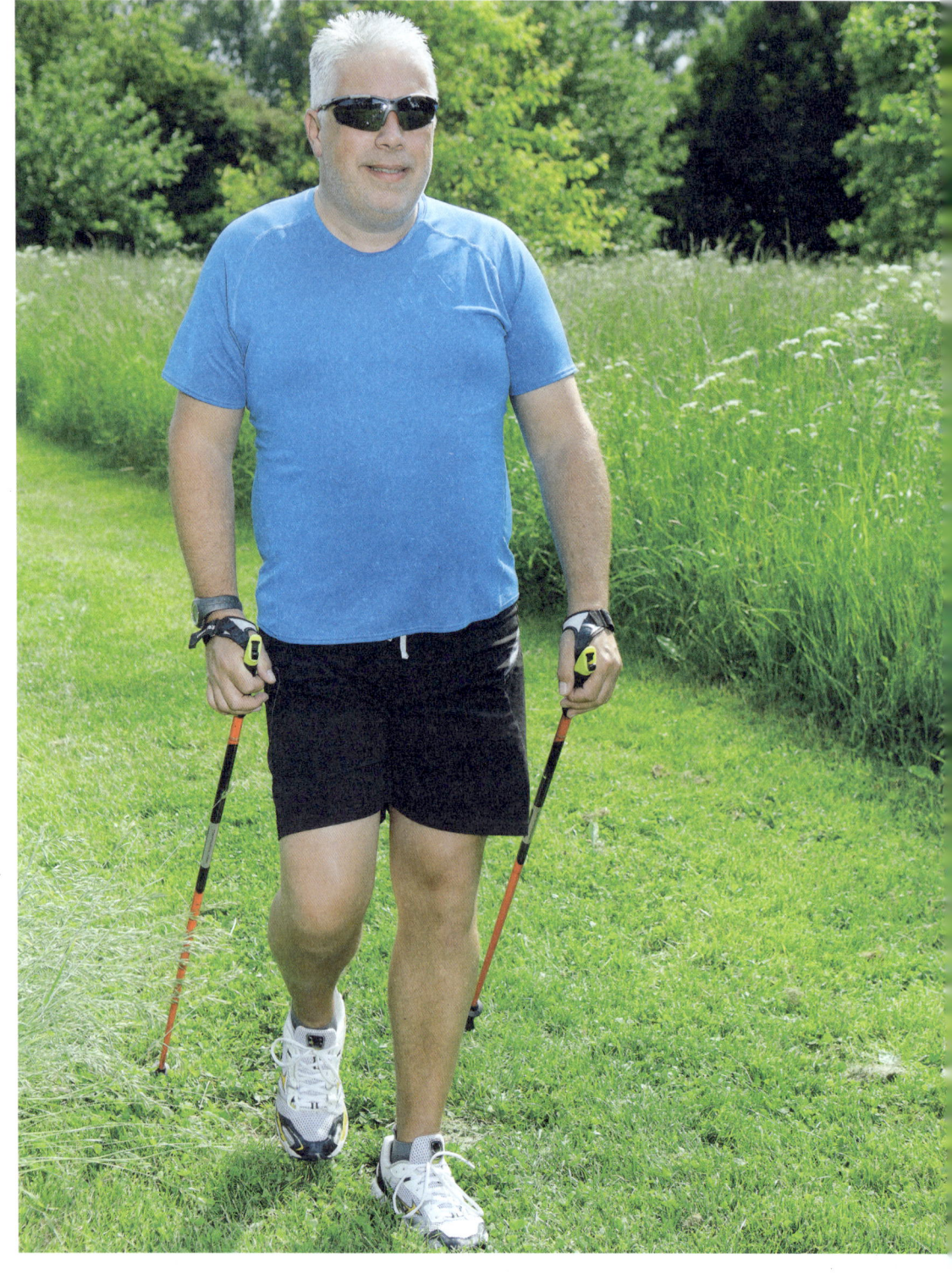

WAS SIE SELBST TUN KÖNNEN

Wenn Sie Übergewicht haben, können Sie durch Abnehmen Ihr Risiko für eine Knie- oder Hüftgelenkarthrose erheblich reduzieren. Das erreichen Sie mit reichlich Bewegung und einer angepassten Ernährung. Sport und Gymnastik stabilisieren zudem die Gelenke und lindern Schmerzen. Schrittweise können Sie Ihren Lebensstil ändern. Ihr Arzt, Ernährungsberater, Psychotherapeut, Partner und Ihre Freunde unterstützen Sie sicher dabei.

ÜBERGEWICHT REDUZIEREN

Die einzige Maßnahme, für die bisher zweifelsfrei nachgewiesen wurde, dass man damit maßgeblich sein Risiko für eine Arthrose senken und das Fortschreiten einer bereits bestehenden Arthrose verzögern kann, ist es, Übergewicht zu vermeiden oder gegebenenfalls auf Normalgewicht zu reduzieren.

Übergewichtige haben ein mindestens doppelt so hohes Risiko, an einer Arthrose zu erkranken, wie Normalgewichtige. Das Risiko nimmt mit dem Ausmaß des Übergewichts zu. Wer überschüssiges Körperfett loswird, entlastet so seine Gelenke, vor allem der Knie, Hüfte, Füße und Wirbelsäule. Es gibt Hinweise darauf, dass die vorbeugende Wirkung auf die Gelenke über die rein mechanische Entlastung des Gelenkknorpels hinausgeht. Möglicherweise fördert überschüssiges Körperfett die Bildung bestimmter Stoffe, die die Gelenkentzündung anfeuern.

Sicher ist wiederum, dass die Reduktion von Übergewicht zusätzlich Gutes tut: Sie senkt das Risiko für Diabetes mellitus (Zuckerkrankheit) und Herz-Kreislauf-Erkrankungen, einschließlich der Gefahr für Herzinfarkt, Schlaganfall und schmerzhaften Durchblutungsstörungen der Beine.

Habe ich Übergewicht?

Übergewicht definiert die Weltgesundheitsorganisation (WHO) durch einen Body-Mass-Index (BMI) über 25. Bei einem BMI über 30 spricht man von Adipositas oder Fettleibigkeit.

Ihren BMI können Sie selbst berechnen, indem Sie Ihre Körpergröße mit sich selbst multiplizieren und Ihr Körpergewicht durch diesen Wert teilen. Wenn Sie also beispielsweise 100 kg wiegen und 1,60 Meter groß sind, dann rechnen Sie: 100 kg/(1,6 x 1,6) m² = BMI 39 kg/m². Die mathematische Formel dazu lautet:

$$BMI = \frac{\text{Gewicht in kg}}{(\text{Größe in m}) \times (\text{Größe in m})}$$

Wenn Sie es noch einfacher wollen, dann können Sie einen BMI-Rechner im Internet nutzen, in den Sie nur Ihre Größe und Ihr Gewicht eingeben müssen, etwa auf www.eufic.org/article/de/rid/eufic-bmi-rechner.

BODY-MASS-INDEX

Kategorie	BMI
hochgradiges Untergewicht Grad II	< 13,0
hochgradiges Untergewicht Grad I	13,0 bis 15,9
mäßiggradiges Untergewicht	16,0 bis 16,9
leichtgradiges Untergewicht	17,0 bis 18,49
Normalgewicht	18,5 bis 24,9
Übergewicht	25,0 bis 29,9
Adipositas Grad I	30,0 bis 34,9
Adipositas Grad II	35,0 bis 39,9
Adipositas Grad III	≥ 40

Wie Sie Ihren BMI richtig einschätzen, können Sie in der Tabelle (nebenstehend) ablesen.

Langsam hält länger

Will man sein Übergewicht reduzieren, egal aus welchem Grund, dann steht eine Kombination aus Ausdauersport und vollwertiger Ernährung an erster Stelle. Grundsätzlich gilt, dass eine langsame Gewichtsreduktion es leichter macht, das erreichte Gewicht langfristig niedrig zu halten, als eine schnelle „Radikalkur". Eine zu schnelle Gewichtsreduktion erhöht zudem das Risiko, dass sich Gallensteine bilden.

Eine deutliche und nachhaltige Gewichtsreduktion ist oft schon dadurch erreichbar, dass man sich regelmäßig körperlich betätigt und gleichzeitig eine ballaststoffreiche, relativ fettarme und kohlenhydratreduzierte Ernährung angewöhnt.

Denken Sie dabei beispielsweise an die vielen Kalorien, die Sie reduzieren können, indem Sie zuckerhaltige und alkoholische Getränke so weit wie möglich vermeiden. Der Zuckergehalt in einem Liter Cola beispielsweise entspricht etwa 40 Zuckerwürfeln. Manchen fällt es leichter, auf Mineralwasser umzusteigen, wenn sie diese Zuckermenge einmal wirklich vor sich auf dem Tisch aufgestapelt haben. Auch süße Fruchtsäfte können viel Zucker in sich bergen und Alkohol enthält etwa so viele Kalorien wie Fett.

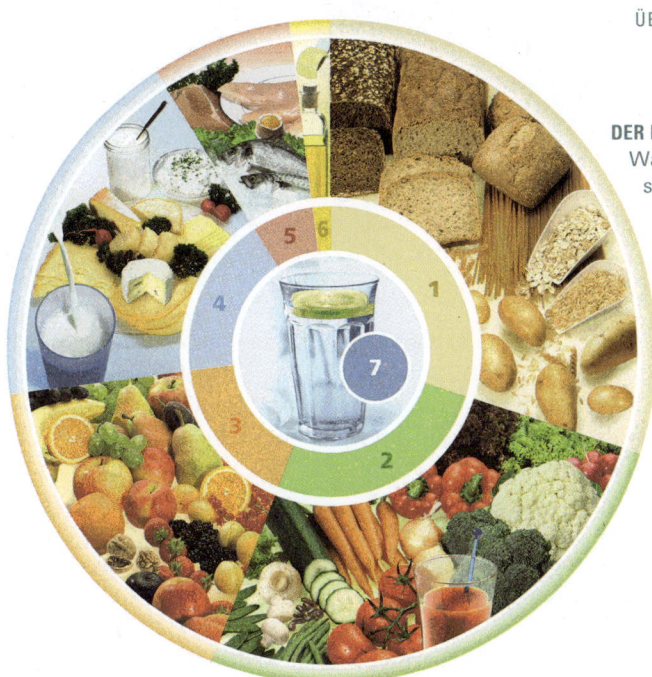

DER DGE-ERNÄHRUNGSKREIS:
Wählen Sie täglich aus allen
sieben Lebensmittelgruppen.
Berücksichtigen Sie das
dargestellte Mengenver-
hältnis. Nutzen Sie die
Lebensmittelvielfalt der
einzelnen Gruppen.

Keine einseitigen Diäten

Extreme Diätprogramme wie Trennkost,
Low-Carb-Diäten und Ähnliches, von denen ständig neue Varianten in den Medien
angepriesen werden, sind in der Regel
nicht alltagstauglich und führen daher
nur selten zu dauerhaftem Erfolg. Zudem
können solche einseitigen Empfehlungen
auch nachteilig wirken, etwa wenn jemand, um die Diätvorschrift „Kohlenhy-
drate durch Eiweiß ersetzen" einzuhalten,
sich vorwiegend von Fleisch und Wurst
ernährt und sich damit mehr tierisches
Fett zuführt als zuvor.

ZEHN REGELN FÜR EINE VOLLWERTIGE ERNÄHRUNG

Die Deutsche Gesellschaft für Ernährung
hat den aktuellen Stand der Ernährungs-
forschung und deren praktische Konsequenzen in zehn Regeln zur vollwertigen
Ernährung zusammengefasst. Wer sich
an diese Empfehlungen hält, kann damit
nicht nur Übergewicht reduzieren und

eine erneute Gewichtszunahme vermeiden, sondern mancher Krankheit, so auch
der Arthrose, vorbeugen und zudem das
Fortschreiten einer Arthrose verzögern.

- Vielseitig essen.
- Reichlich Getreideprodukte und Kartof-
feln.
- Täglich fünf Portionen Gemüse und
Obst.
- Täglich Milch und Milchprodukte; ein-
bis zweimal in der Woche Fisch; Fleisch,
Wurstwaren sowie Eier in Maßen.
- Wenig Fett und fettreiche Lebensmittel.
- Zucker und Salz in Maßen.
- Reichlich Flüssigkeit.
- Schmackhaft und schonend zubereiten.
- Sich Zeit nehmen und genießen.
- Auf das Gewicht achten und in Bewe-
gung bleiben.

Ein kommentierte Version dieser zehn
Punkte finden Sie auf www.dge.de/
pdf/10-Regeln-der-DGE.pdf.
Der Ernährungskreis der DGE bringt die
Empfehlungen ins Bild (s. Abb. oben)

Gewichtsreduktion nach Plan ist auch computergestützt möglich. Die entsprechenden Programme versorgen Sie regelmäßig mit Menü- und Einkaufsplänen und einem Schritt-für-Schritt-Trainingsprogramm. Auf den Seiten www.test.de finden Sie unter dem Suchwort Online-Diäten eine Bewertung der gängigen Programme. Einige davon gibt es als App für Smartphones und Tablet-Computer.

Wenn Sie Ihren Gelenken etwas Gutes tun wollen, schon länger unter Übergewicht leiden und den Eindruck haben, dass Sie es nicht alleine in den Griff bekommen, dann ist für Sie eine ausführliche Ernährungsberatung sinnvoll. Fragen Sie Ihren Arzt, ob er selbst darauf spezialisiert ist, Sie an einen ernährungsmedizinisch kompetenten Kollegen überweist oder Sie an eine Ernährungsfachkraft vermittelt. Diese bieten in der Regel spezielle Gruppenkurse für Abnehmwillige an. Fast alle Krankenkassen bieten Vorträge oder Kurse zu vollwertiger Ernährung und Gewichtsreduktion an oder übernehmen einen Teil der Kursgebühren anderer Anbieter.

Achtung: „Ernährungsberater" und „Ernährungsberaterin" sind keine gesetzlich geschützten Berufsbezeichnungen und theoretisch kann sich jeder und jede so nennen. Die Deutsche Gesellschaft für Ernährung (DGE) empfiehlt daher, sich an eine erfahrene Diätassistentin oder eine Ökotrophologin zu wenden.

Wer zusätzlich den Ausbildungsgang Ernährungsberatung der DGE absolviert hat, darf die Bezeichnung „Ernährungsberater/in DGE" führen. Wenn es vor allem ums Abnehmen geht, sollte der Ernährungsberater praktische Erfahrung in der Beratung von Menschen mit Übergewicht und Fettleibigkeit haben.

Wann zum Arzt?

Menschen mit Fettleibigkeit gehören grundsätzlich in ärztliche Obhut, unter anderem weil eine körperliche oder seelische Erkrankung dahinterstecken kann. Unter folgenden Umständen trifft das auch auf Übergewicht zu, also schon bei einem BMI zwischen 25 und 30:

- bei Folgeerkrankungen des Übergewichts wie Bluthochdruck oder Diabetes.
- wenn sich das überschüssige Körperfett überwiegend am Bauch befindet.
- wenn Erkrankungen vorliegen, die durch Übergewicht verschlimmert werden.
- wenn der Betroffene sein Übergewicht als schwere seelische Belastung erlebt.

Gemeinsam mit Ihrem Arzt oder Ernährungsberater können Sie entscheiden, ob Ihr Ernährungs- und Bewegungsprogramm durch weitere Maßnahmen ergänzt werden soll. Dazu kann beispielsweise eine Formula-Diät gehören. Dabei werden einzelne Mahlzeiten durch proteinreiche und kalorienarme Präparate – Getränke oder Riegel – ersetzt und dadurch die Gesamtzufuhr an Kalorien reduziert. Auch ob es sinnvoll und erfolgversprechend ist, die Ursachen für Ihr Essverhalten auf der seelischen Ebene tiefer zu ergründen und welche Form der Bera-

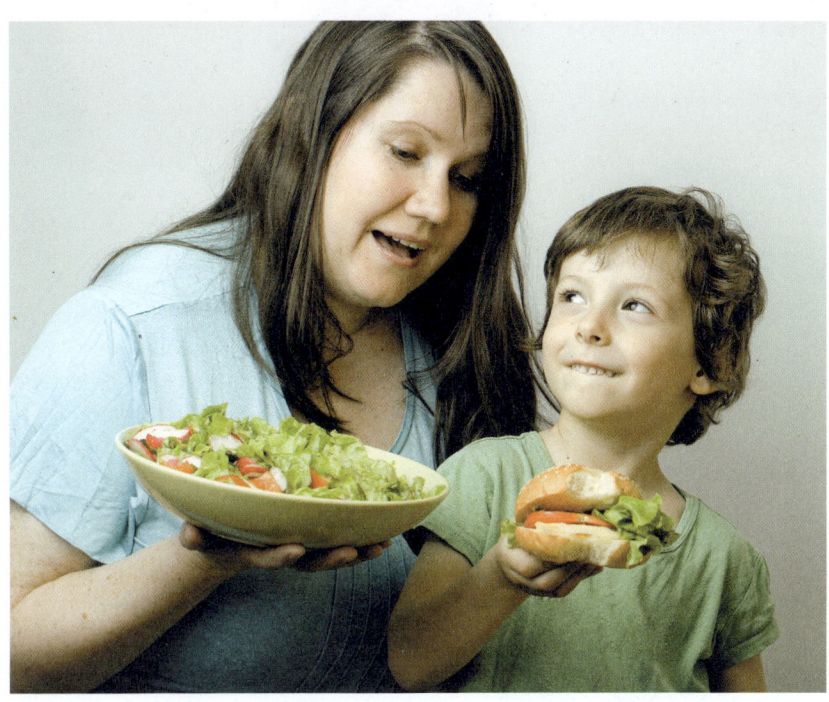

tung oder Behandlung dafür geeignet ist, können Sie mit Ihrem Arzt besprechen. Menschen mit ausgeprägter Fettleibigkeit, die gegenüber allen anderen Behandlungsansätzen resistent ist, können im Einzelfall von einer Magenoperation profitieren, die die Aufnahmekapazität des Magens und dadurch die Menge der aufgenommen Nahrung reduziert.

Tierische Fette meiden

Dass die Vermeidung von Übergewicht und Fettleibigkeit das Arthroserisiko senkt, ist unstrittig. Ob man darüber hinaus mit einer bestimmten Ernährung die Gesundheit der Gelenke fördern und Gelenkschmerzen reduzieren kann, ist noch weitgehend ungeklärt. In einem gewissen Rahmen scheinen bestimmte Bestandteile der Nahrung die Bildung von Entzündungsstoffen direkt zu beeinflussen, die bei einigen Gelenkerkrankungen, etwa aus dem rheumatischen Formenkreis, eine zentrale Rolle spielen.

So können Menschen mit rheumatoider Arthritis durchaus von einer angepassten Diät profitieren, bei der besonders auf die Zusammensetzung der verwendeten Nahrungsfette geachtet wird. Interessant ist, dass dabei teilweise dieselben Stoffwechselwege beeinflusst werden wie durch gängige Schmerzmittel, etwa den nichtsteroidalen Antirheumatika (NSAR, S. 86).

Wirksam gegen Entzündung?

Arachidonsäure, wie sie vor allem in fettreichen tierischen Lebensmitteln wie rotem Fleisch oder Wurst vorkommt, fördert die Bildung von Entzündungsstoffen. Langkettige Omega-3-Fettsäuren, etwa aus fettreichem Fisch, Raps-, Lein-, Soja- oder Olivenöl, wirken dem entgegen. Möglicherweise reduziert eine Arachidonsäure-arme, Omega-3-Fettsäure-reiche Ernährung bei einer rheumatoiden Arthritis Schmerzen und Schwellungen der Gelenke; die entsprechenden Hinweise bedürfen aber der Überprüfung in geeigneten wissenschaftlichen Studien. Fasten scheint ebenfalls einen positiven Effekt zu haben, der aber nur aufrechterhalten werden kann, wenn darauf eine entsprechende Ernährungsumstellung folgt.

Möglicherweise wirkt die beschriebene Ernährung auch vorbeugend im Hinblick auf entzündliche Gelenkerkrankungen. Ob sie bei Arthrose einen Einfluss auf den Krankheitsverlauf oder die Gelenkschmerzen hat, ist unklar. Generell gilt die Empfehlung, selbst auszuprobieren, welche Form der Ernährung einem auf längere Sicht guttut. Eine Ernährung, die weitgehend auf tierische Fette – außer Fischöl – verzichtet, ist grundsätzlich ratsam, weil sie zum einen Herz und Gefäße schützt und zum anderen den Abbau überschüssiger Fettpolster erleichtert.

Nahrung für die Seele

Die Ernährungsgewohnheiten eines Menschen stehen in einem engen Wechselspiel mit dessen Seelenleben. „Essen und Trinken hält Leib und Seele zusammen" und „Liebe geht durch den Magen"; in solchen Volksweisheiten klingt an, wie nah der Hunger nach körperlicher Nahrung und die Lust am Essen mit den ebenfalls elementaren Bedürfnissen nach Nähe, Geborgenheit, Gesundheit und Sicherheit zusammenhängt. Oftmals treibt uns das, was wir als unangenehm empfinden oder uns Angst macht – auch Gelenkschmerzen – dahin, „tröstende" Nahrungsmittel im Übermaß zu uns zu nehmen. Die Weichen für unser Ernährungs-

verhalten werden schon früh gestellt. Was und in welchem Kontext Kinder zu Hause und später in der Schule und in ihrer Freizeit essen, welchen Stellenwert die Nahrungszufuhr hat, ob damit bestimmte Rituale verbunden sind, wie es bei Tisch zugeht, was die Eltern und die Freunde essen und trinken dürfen, ob man selbst kocht oder nur Fertignahrung und Fastfood konsumiert und nicht zuletzt, was einem Medien einschließlich Werbung vorgaukeln, all das prägt das Ernährungsverhalten im Erwachsenenalter und kann Fehlentwicklungen, ungesunde Ernährung und möglicherweise sogar Essstörungen, wie Ess- oder Magersucht, begünstigen.

Essverhalten verstehen lernen

Viele Menschen, die sich ernsthaft vornehmen, ihr Übergewicht zu reduzieren, scheitern daran, dass sie ihre oft viel zu hochgesteckten Ziele nicht in kurzer Zeit erreichen. Die Folgen sind Frustration, Gefühle von Scham und Minderwertigkeit, und bei Menschen, die dazu neigen, Essen als Trost oder Beruhigungsmittel zu benutzen, mündet das direkt in eine weitere Runde übermäßigen Essens. Ein psychotherapeutisch kompetenter Arzt oder ein Psychologe, der in die Beratung von Menschen mit Übergewicht oder Fettleibigkeit mit einbezogen wird, kann den Betroffenen helfen, das eigene Ernährungsverhalten und dessen Funktion in der eigenen Seelenlandschaft besser zu verstehen, seelische Faktoren zu erkennen, die zu ungünstigen Verhaltensweisen beitragen und eine erfolgreiche Verhaltensänderung blockieren. So kann schrittweise ein anderer Umgang mit sich selbst und dem Essen eingeübt werden.

Dringend bei Essstörungen

Ein psychotherapeutisch fokussierter Beratungs- oder Behandlungsansatz von Übergewicht und Fettleibigkeit kann ohne Weiteres in eine Schmerzpsychotherapie (S. 80) integriert werden. Wie weitgehend und intensiv persönliche Probleme bearbeitet werden sollen, ist sehr variabel und hängt nicht zuletzt von Ihrer eigenen Bereitschaft ab, sich mit den seelischen Begleitumständen Ihres Lebensstils und Ihres Übergewichts auseinanderzusetzen. Es lohnt sich in jedem Fall. Dringend notwendig aber ist ein solcher psychotherapeutischer Zugang, wenn Ihr Essverhalten bereits etwas Suchtartiges oder Zwanghaftes angenommen hat, etwa wenn Sie unter wiederholten Essattacken leiden, bei denen Sie die Kontrolle über sich verlieren und dabei schnell und ohne wirklichen Genuss große Nahrungsmengen in sich hineinstopfen. Der Übergang von gestörtem Essverhalten zu einer Essstörung ist fließend und je früher Sie Rat und Hilfe suchen, desto besser.

IN BEWEGUNG BLEIBEN

Stellen Sie sich vor, es gäbe ein Mittel, mit dem Sie nachweislich Ihr Risiko für Arthrose, Knochenschwund (Osteoporose), chronische Schmerzen, Herz-Kreislauf-Erkrankungen, Diabetes, Bluthochdruck, Depressionen und bestimmte Krebsformen vermindern. Ein Mittel, das zugleich bei einem Teil der genannten Erkrankungen in einem gewissen Umfang therapeutisch wirksam ist, obendrein das körperliche Allgemeinbefinden verbessert, überschüssige Fettvorräte aufbraucht und die Symptome mancher psychischer Erkrankungen mindestens so wirksam und nachhaltig reduziert wie gängige Psychopharmaka. Wenn es ein solches Mittel in Form eines Allround-Medikaments gäbe, dann würde dessen Hersteller astronomische Gewinne erzielen.

Die gute Nachricht für Sie ist: Es gibt wirklich so ein Mittel und es kostet keinen Cent – seine Wirksamkeit bei Arthrose ist in Studien belegt. Allerdings ist es kein Medikament. Es ist, wie Sie angesichts der Kapitelüberschrift vielleicht schon geahnt haben, mit eigener Anstrengung und beharrlichem, schweißtreibendem Training verbunden und deshalb lange nicht so beliebt wie Medikamente: Alle Formen von Bewegung, mit denen die körperliche Ausdauer trainiert wird, reduzieren die Anfälligkeit gegenüber Stress, stärken das Immunsystem und wirken vorbeugend gegen Krankheit.

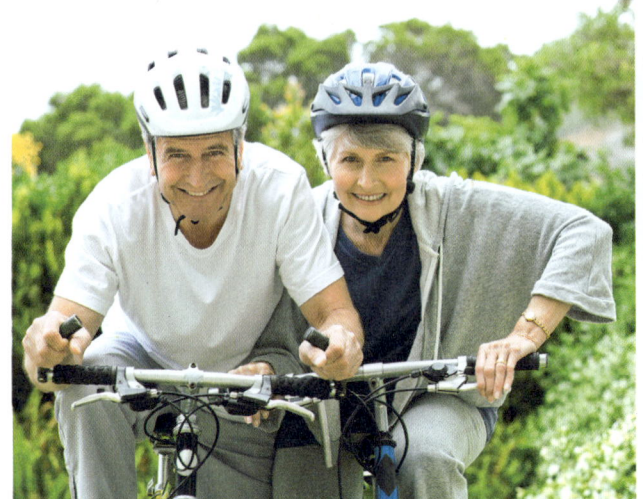 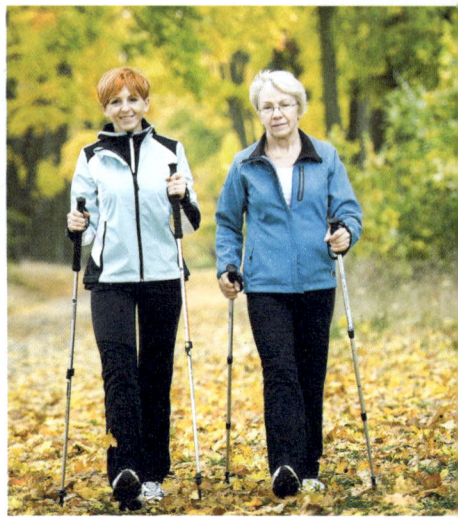

Wer seine Muskeln kräftigt, der schützt auf diesem Weg auch seine Gelenke.

Gelenkschutz und Schmerztherapie

Wer seine Muskulatur gezielt kräftigt, der trägt damit erheblich zum Schutz seiner Gelenke bei. Übungen der Bewegungskoordination und der Körperbalance vermindern das Sturz- und Verletzungsrisiko. Regelmäßiges Ausdauer- und Krafttraining machen unempfindlicher gegenüber Schmerzreizen. Die antidepressiven Effekte von Bewegung tragen zusätzlich dazu bei, dass Schmerzen als weniger quälend erlebt werden. Entscheidend ist dabei auch das Erleben von Selbstwirksamkeit: Wer die ganz konkrete Erfahrung macht, dass er selbst zum Therapieerfolg beitragen kann, fühlt sich seinen Stimmungen und auch seinen Schmerzen weniger ausgeliefert und nimmt die Herausforderungen des Lebens wieder mit mehr Mut und Freude in Angriff. Alleine dieser psychologische Effekt kann wie ein starkes Schmerzmittel wirken.

Keine Angst vor Sport

Viele Arthrosepatienten vermeiden die Bewegung der betroffenen Gelenke aus Angst, die Schmerzen könnten sich da-

durch verschlimmern. Damit schwächen sie aber ihre Muskulatur und begünstigen Fehlhaltungen und -belastungen. Längerfristig können sich dadurch Sehnen und Muskeln verkürzen und sogar die Gelenke einsteifen. Zwar verlieren alle Teile des Bewegungssystems schon durch das Älterwerden an Elastizität. Dauerhafter Bewegungsmangel beschleunigt jedoch diesen Prozess. Auch die Gelenkschmiere, die wichtig für die Ernährung des Knorpels ist, wird bei mangelnder Bewegung nicht in ausreichendem Umfang erneuert, die Fähigkeit des Knorpels, sich zu regenerieren, schwindet. All das kann zu einer Zunahme der Schmerzen führen, was wiederum die Angst vor Bewegung verstärken kann.

Bewegung schafft Spielraum

Ganz am Anfang des Trainings können die Schmerzen sich vorübergehend verstärken; die Schmerzqualität (S. 18), der Ort oder die Ausdehnung der Schmerzen können sich verändern. Das ist aber in aller Regel kein Grund, die Bewegung wieder aufzugeben. Begleitende schmerztherapeutische Maßnahmen, etwa aus dem Bereich der physikalischen Therapie (S. 47), können den Einstieg in ein Trainingsprogramm erleichtern. Vielleicht stellen Sie im Lauf der Zeit überrascht fest, wie wenig Ihre Schmerzen von der Intensität und Dauer der körperlichen Aktivität abhängen. Auch das nimmt Angst und schafft weiteren Bewegungsspielraum.

◧ GRUNDREGELN DES GELENK-SPORTS

Wenn Sie bereits unter einer Arthrose leiden, werden Sie sich nun vielleicht fragen, ob Sport Ihren Gelenken mehr schadet als nutzt. Es ist aber genau umgekehrt: Der gelenkstabilisierende Effekt und der Schutz vor Verletzungen und Stürzen, die mit regelmäßigen Ausdauer-, Kraft- und Koordinationsübungen erreicht werden, überwiegt die gesundheitlichen Risiken bei Weitem. Voraussetzung dafür ist, dass Sie ein paar einfache Grundregeln beherzigen:

- Kein Training, wenn eine akute Entzündung des Gelenks vorliegt, also wenn das Gelenk geschwollen oder gerötet ist oder der Arzt einen Erguss feststellt.
- Bewegung mit möglichst wenig Belastung
- Ausreichende Dehnung der trainierten Muskulatur
- Keine Sportarten mit abrupten Bewegungsimpulsen (z. B. Ball- oder Kampfsportarten)
- Kein Hochleistungs- oder Extremsport wie Langstreckenlauf oder Fallschirmspringen

Regelmäßig und maßvoll

Damit sich die gesundheitsfördernde Wirkung von Bewegung optimal entfalten kann, ist es vor allem wichtig, dass man am Ball bleibt, sich also regelmäßig sportlich betätigt.

Besonders geeignete Sportarten für Arthrosepatienten sind

- Radfahren
- Schwimmen
- Aquajogging und andere Sportarten im Wasser (S. 38)
- Gerätetraining (z. B. Fitnessstudio)
- Wandern, Nordic Walking oder Jogging auf weichem Boden.

Suchen Sie sich dabei den Sport oder die Übungen aus, die Ihnen am meisten Spaß machen und die Sie gut in ihren Alltag einbauen können. Wer sich dabei mit seinem Partner zusammentut oder mit Freunden zum Sport trifft, schlägt zwei Fliegen mit einer Klappe, denn auch das Pflegen zwischenmenschlicher Kontakte hat einen erheblichen positiven Effekt auf die seelische und körperliche Gesundheit.

Bevor Sie mit einem systematischen Training beginnen, empfiehlt sich der Besuch bei einem sportmedizinisch kompetenten Arzt. Er kann Ihr Bewegungssystem, Herz und Lunge auf ihre Leistungsfähigkeit und Belastbarkeit untersuchen und mit Ihnen ein maßgeschneidertes Trainingsprogramm erarbeiten, mit dem Sie sich weder über- noch unterfordern. Als Faustregel gegen Überlastung empfiehlt die Deutsche Gesellschaft für Sportmedizin, Sport zu treiben, ohne dabei stark zu schnaufen oder gar außer Atem zu geraten.

Gymnastik & Co.

Es gibt eine Vielzahl unterschiedlicher Bewegungsübungen, die Kraft, Dehnbarkeit und Koordination des Bewegungssystems gezielt fördern. Hier eine Beschreibung von drei der beliebtesten Methoden.

Pilates

■ Übungsform benannt nach Joseph Hubertus Pilates, der die Methode in der Mitte des 20. Jahrhunderts entwickelte. Pilates selbst hatte eine rheumatoide Arthritis. Er suchte daher nach Übungen, die sich besonders für Menschen mit Gelenkproblemen eignen.
■ Pilates verbindet Elemente aus Fit-nesstraining, Gymnastik, Kampfsport, Haltungstraining, Körperachtsamkeit und Tanz.
■ Bei dieser Methode liegt ein besonderes Augenmerk auf tiefer liegende Muskelgruppen, unter anderem auch den Beckenboden.
■ Übungen werden auf der Bodenmatte und Gerätetraining mit Ringen, Zugbändern, Gymnastikbällen, Schaumrollen und anderem durchgeführt.
■ Es gibt erste Hinweise auf Wirksamkeit bei Schmerzerkrankungen. Es gibt aber bislang noch kaum Studien.

Yoga

■ Diese Bewegungsform wurde in der Antike in Indien als spiritueller Übungspfad entwickelt. Die heutigen Übungen stammen allerdings überwiegend von indischen Meditationsmeistern aus dem

---

INFO   10 Goldene Regeln für gesundes Sporttreiben

Die Regeln stammen von der Deutschen Gesellschaft für Sportmedizin und Prävention (DGSP).
Die vollständige Version, in der die einzelnen Regeln erklärt sind, finden Sie unter www.dgsp.de/_downloads/allge mein/10-Goldene-Regeln_2007.pdf

■ Vor dem Sport Gesundheitsprüfung
■ Sportbeginn mit Augenmaß
■ Überbelastung beim Sport vermeiden
■ Sport soll Spaß machen.

■ Nach Belastung ausreichende Erholung
■ Sportpause bei Erkältung und (akuter) Krankheit
■ Verletzungen vorbeugen und ausheilen
■ Sport an Klima und Umgebung anpassen
■ Auf richtige Ernährung und Flüssigkeitszufuhr achten
■ Sport an Alter und Medikamente anpassen

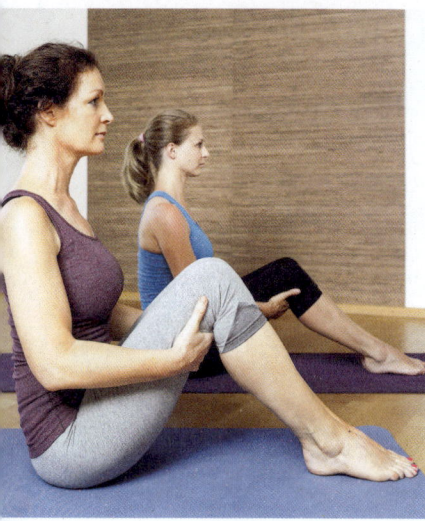
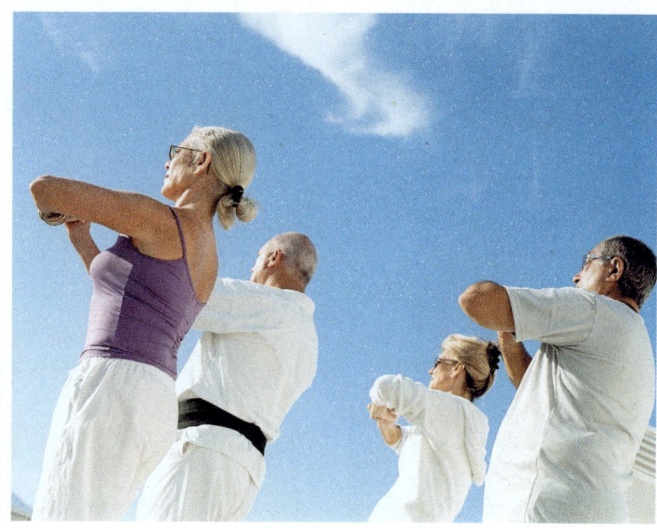

Ob Pilates oder fernöstliche Methoden wie Tai-Chi – Bewegung ist
ein Grundpfeiler der Behandlung.

18. und 19. Jahrhundert und sind gym-
nastikähnlich körperbetont.

■ Es gibt sehr viele Unterformen. Heute
im Westen am meisten verbreitet ist Hat-
ha Yoga. Der Schwerpunkt liegt dabei auf
den Asanas, das sind Körperübungen im
Sitzen, Stehen oder liegend auf einer
Matte. Bei anderen Yoga-Formen stehen
Aspekte der Meditation und Geistesschu-
lung stärker im Vordergrund.

■ Mit regelmäßigem Praktizieren der Asanas stellen sich neben einer Kräftigung
und Dehnung der Muskeln, Sehnen und
Bänder auch allgemein entspannende
und stressreduzierende Wirkungen ein.

■ Wissenschaftlichen Studien belegen
die Wirksamkeit auf chronische Schmerzen, unter anderem auch bei Menschen
mit Arthrose oder rheumatoider Arthritis.

Qigong und Tai-Chi

■ Die Urformen des Qigong in China sind
über 2 200 Jahre alt. Die Ursprünge liegen
im Schamanismus und Daoismus, später
kamen Einflüsse aus Buddhismus und
chinesischen Kampfkünsten dazu.

■ Heute sind vor allem Formen des
weichen Qigong verbreitet, bei denen
die Kampfkunst-Aspekte kaum mehr
eine Rolle spielen. Die Bewegungen sind
dabei langsam fließend, wie in Zeitlupe,
und umfassen Dehnungen und Drehun-
gen des Kopfes und Rumpfes. Üblich
sind heute insbesondere Übungsfolgen
im Stehen, es gibt aber auch Übungen,
die im Sitzen, Gehen oder Liegen durchgeführt werden können. Atem- und
Achtsamkeitsübungen spielen je nach
Schule eine mehr oder weniger wichtige
Rolle.

■ Taijiquan, kurz Tai-Chi (Taiji) ist eine
kampfkunstnahe Qigong-Form. Auch
beim Tai-Chi werden heute vor allem die
langsamen, weich fließenden Varianten
praktiziert.

■ Bei Arthrose scheint Qigong wie andere Bewegungsübungen wirksam zu sein.
Besonders ältere Menschen gewinnen
durch Qigong an Beweglichkeit, Ge-
schicklichkeit und Standfestigkeit, fühlen
sich körperlich aktiver und im wahrsten
Sinn des Wortes selbstständiger.

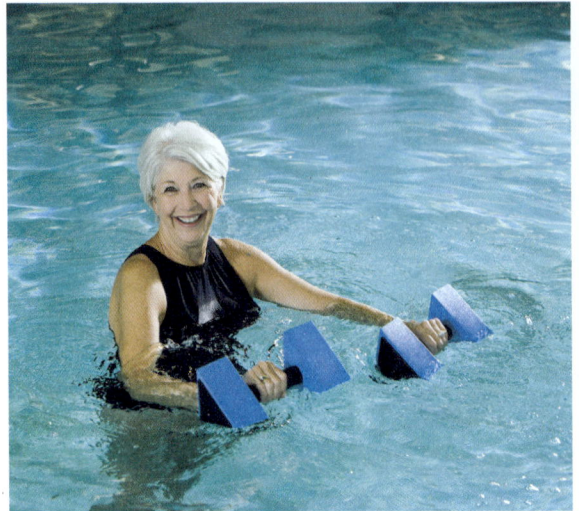
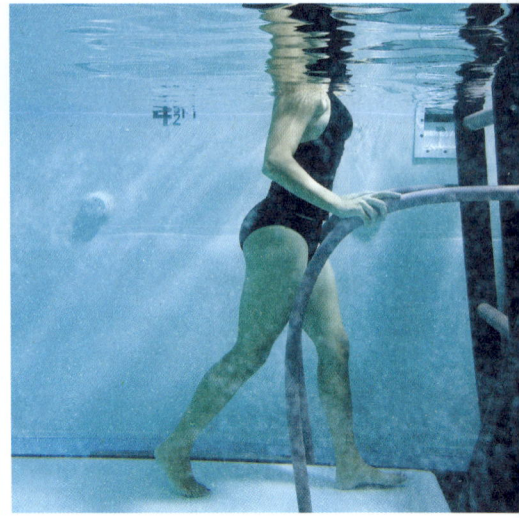

Im Wasser ist vieles möglich, was an Land nicht mehr geht, probieren Sie es doch mal aus.

 WAS ÜBERNIMMT DIE KRANKEN-KASSE?

Viele Krankenkassen erstatten zumindest einen Teil der Kursgebühren unter anderem für Aquafitness, Nordic Walking, Pilates, Yoga, Qigong oder Tai-Chi. Fragen Sie bei Ihrer Krankenversicherung, wofür es Zuschüsse gibt und ob sie vielleicht sogar eigene Kurse anbietet. Die sind dann in aller Regel für die eigenen Versicherten kostenlos.

Bewegung im Wasser

Sportarten oder Übungssequenzen im Wasser, wie Schwimmen, Aquajogging oder Wassergymnastik haben den Vorteil, dass sie eine besonders gelenkschonende Bewegung ermöglichen, denn die Gelenke müssen dabei nicht das gesamte Körpergewicht tragen. Bei Gelenkerkrankungen sind diese Sportarten deswegen besonders geeignet, ebenso für Menschen mit Übergewicht.

Wenn Sie Interesse an Gymnastikübungen im Wasser haben, lohnt sich ein Blick in das Kursprogramm der öffentlichen Bäder vor Ort. Viele bieten für wenig Aufpreis auf den Bäder-Eintritt entsprechende Kurse an, deren Bezeichnung meist mit „Aqua-" beginnt. Auch bei den Volkshochschulen werden Sie fündig, entweder unter „Aquafitness" oder unter „Wassergymnastik". Es gibt nichts, was man nicht mittlerweile auch im Wasser ausüben kann; hier eine kleine Auswahl:

- Aquacycling = Radfahren (auf einer Art Hometrainer) im Wasser
- Aqua-Gerätetraining = ein komplettes Fitnessstudio im Wasser
- Aquajogging = wie der Name schon sagt, Joggen im Wasser, in der Regel ergänzt durch Gymnastikübungen
- Aquapilates = Pilates mit Wasserbremse
- Aqua-Thai-Bo = Dabei werden ausgewählte Bewegungen aus dem Kampfsport wassergebremst ausgeführt und sind dadurch sehr viel gelenkverträglicher als auf dem Trockenen.

LEBENSGEWOHNHEITEN ÄNDERN, ABER WIE?

Selbst etwas zu seiner Gesundheit bei-zutragen, erfordert in der Regel die Bereit-schaft, seinen Lebensstil zu ändern. Womöglich haben Sie es schon immer wieder versucht, ihre Gewohnheiten ent-sprechend umzustellen, und sind – nach anfänglichen guten Vorsätzen – wieder-holt damit gescheitert. Um eine nachhalti-ge Veränderung auch eingefleischter Ge-wohnheiten zu erreichen, empfehlen Psy-chologen, in drei Schritten vorzugehen.

Erster Schritt: Nachdenken

Überlegen Sie sich zuerst, was bereits gut funktioniert. Vielleicht haben Sie sich schon angewöhnt, im Alltag immer die Treppe zu benutzen statt den Aufzug, gehen bereits regelmäßig und gerne Schwimmen oder essen lieber Salat und frisches Obst als Hamburger und Torte. Dafür dürfen Sie sich selbst loben. Ma-chen Sie sich klar, dass es nicht darum geht, sich im Dienste ihrer Gesundheit zu verbiegen – das halten Sie sowieso nicht lange durch–, sondern dass Sie bereits ein Potenzial haben, sich gesund zu verhalten, das es geduldig, in kleinen, überschauba-ren Schritten, zu fördern gilt.

Dann knöpfen Sie sich die Situationen vor, in denen Sie immer wieder „schwach" werden. Fragen Sie sich nach Ihrer Moti-vation, Ihren inneren Beweggründen, die sie dazu bringen, etwas zu tun oder zu unterlassen, was sie danach bereuen.

■ Wie ist Ihre Stimmung in einer solchen Situation?
■ Verbessert sie sich durch ihr Verhalten?
■ Wie lange hält diese Wirkung an?
■ Haben Sie schon einmal eine andere Lösung versucht, beispielsweise statt aus Frustration oder Trauer süß oder üppig zu essen, eine gute Freundin anzurufen, ei-nen Spaziergang zu machen oder Tanzen zu gehen? Wie hat sich das angefühlt?

Solche spontanen Verhaltensalternativen, die Sie selbst entwickelt haben, sind Gold wert, denn sie passen zu Ihnen; sie haben deswegen große Chancen darauf, mit ein bisschen Übung in ihrem Verhaltens-repertoire eine immer größere Rolle zu spielen.

Schreiben Sie sich nun in Stichworten auf, was Ihnen an Ihrem Verhalten aufge-fallen ist, was Ihre Beweggründe dafür sind, durch welche äußeren Faktoren sie ausgelöst werden und welche Verhaltens-weisen Sie gerne beibehalten möchten – entweder weil sie Ihnen hilfreich erschei-nen oder weil Sie nicht darauf verzichten wollen.

Zweiter Schritt: Sich realistische Ziele setzen

Entwickeln Sie nun weitere Ideen, was Sie an Ihrem Verhalten ändern könnten, bezo-gen auf Ihren regelmäßigen Tages- und Wochenablauf und auf Situationen, die dazu geeignet sind, ungesundes Verhalten bei Ihnen auszulösen. Schreiben Sie zunächst alle Lösungsmöglichkeiten auf, die Ihnen einfallen, auch Dinge, die Ihnen als unrealistisch erscheinen.

Entscheiden Sie dann im nächsten Schritt, welche der Lösungsstrategien Sie voraussichtlich am leichtesten umsetzen könnten, die Ihnen vielleicht sogar Spaß machen würden und beginnen Sie mit diesen. Setzen Sie sich auf diese Weise kürzer- und längerfristige Ziele. Da Nachdenken und Ziele setzen alleine nicht hilft: Beginnen Sie heute noch mit Ihrem Übungsprogramm.

TIPPS   Kleine Erinnerungshilfen

Gute Vorsätze vergisst man schnell und die alten Gewohnheiten schleifen sich wieder ein. Vielleicht helfen Ihnen diese kleinen Tipps für den Alltag.

Hängen Sie kleine Zettelchen gut sichtbar auf, die Sie an das erinnern, was Sie sich angewöhnen wollen, etwa „Gymnastik", „täglich Obst oder Gemüse" oder „nur jeden zweiten Tag ein Bier". Platzieren Sie die Zettel da, wo Sie sie nur schwer übersehen können. Ideal ist der Ort des Geschehens, also etwa der Kühlschrank für die Biertrinker oder der Spiegel im Bad für die, die den Tag mit Gymnastik beginnen wollen.

Nutzen Sie die Technik, etwa die Terminerinnerungsfunktion Ihres Smartphones. Auch den Bildschirmschoner Ihres PCs können Sie mit einem Merksatz versehen – etwa „Jetzt eine Minute Schultergymnastik". Da man sich an Dinge, die man täglich sieht, schnell so sehr gewöhnt, dass man sie nicht mehr wahrnimmt, empfiehlt es sich, den Ort, das Aussehen und die Art der Erinnerungshilfen immer wieder zu ändern.

Seien Sie kreativ und probieren Sie ruhig mal etwas Verrücktes, zurren Sie Ihre Sportschuhe mit den Schnürsenkeln an Ihre Wohnungstür oder verschließen Sie die Pralinenpackung im Safe und hinterlegen den Schlüssel bei der Nachbarin, mit der Sie immer schwimmen gehen.

Manchen hilft es, mit ihrem Partner oder einem gleichgesinnten Freund einen Pakt oder eine Wette abzuschließen und sich gegenseitig zum Wächter der eigenen Vorsätze zu ernennen. Gehen Sie es auf jeden Fall mit Humor an und vergessen Sie nicht, sich – eventuell mit sich selbst – auf eine geeignete Belohnung zu einigen, die Sie einlösen dürfen, wenn Sie Ihr Ziel erreicht haben. Wenn die Belohnung ebenfalls zielorientiert ist, etwa ein Gutschein für Ihre Lieblingssalatbar oder eine Zehnerkarte für das Thermalbad, umso besser.

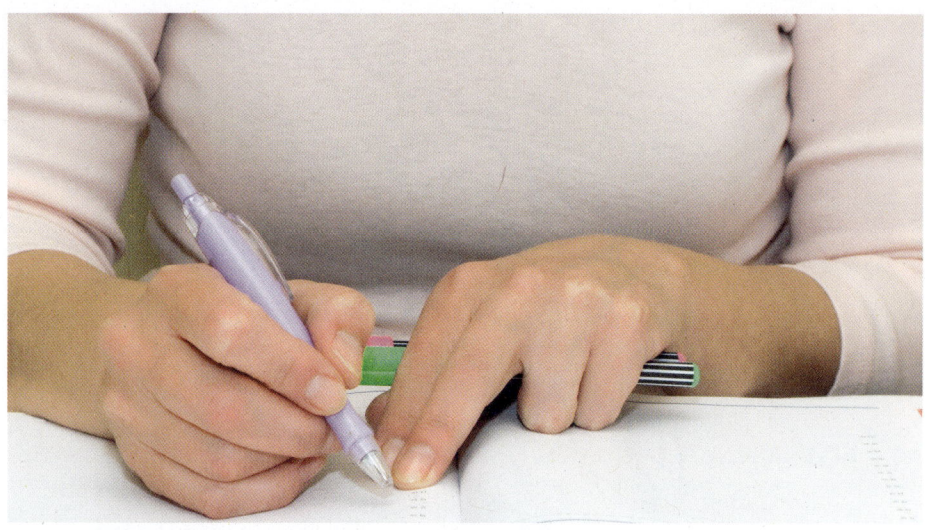

Wer Tagebuch schreibt, wird auch kleine Fortschritte schnell bemerken.

Dritter Schritt: Erfolgskontrolle

Nach zwei Wochen können Sie eine erste Bilanz ziehen: Konnten Sie Ihre Ziele erreichen und Ihr Verhalten wie gewünscht verändern? Wo ist es Ihnen schwergefallen, vielleicht weil Ihre Ziele für die erste Runde zu hoch gesteckt waren oder weil es noch Hindernisse gibt, die Sie aus dem Weg räumen könnten? Sind ungünstige Situationen aufgetreten und könnten Sie ähnliche Situationen in Zukunft vermeiden? Fehlte Ihnen die nötige Zeit, etwa um frisches Gemüse zuzubereiten oder Sport zu treiben? Auf welche Aktivitäten könnten Sie verzichten, um Zeit zu gewinnen?

Passen Sie die Ziele für die kommenden zwei Wochen entsprechend an und schreiben sie auf, etwa in Ihrem Schmerztagebuch (S. 18). Wenn es Ihnen vor allem ums Abnehmen geht, dann können Sie dort auch regelmäßig ihr Gewicht notieren. So bemerken Sie auch, wenn es zwar langsam, aber stetig vorwärtsgeht, und werden dadurch ermutigt, in kleinen, aber entschlossenen Schritten weiterzumachen.

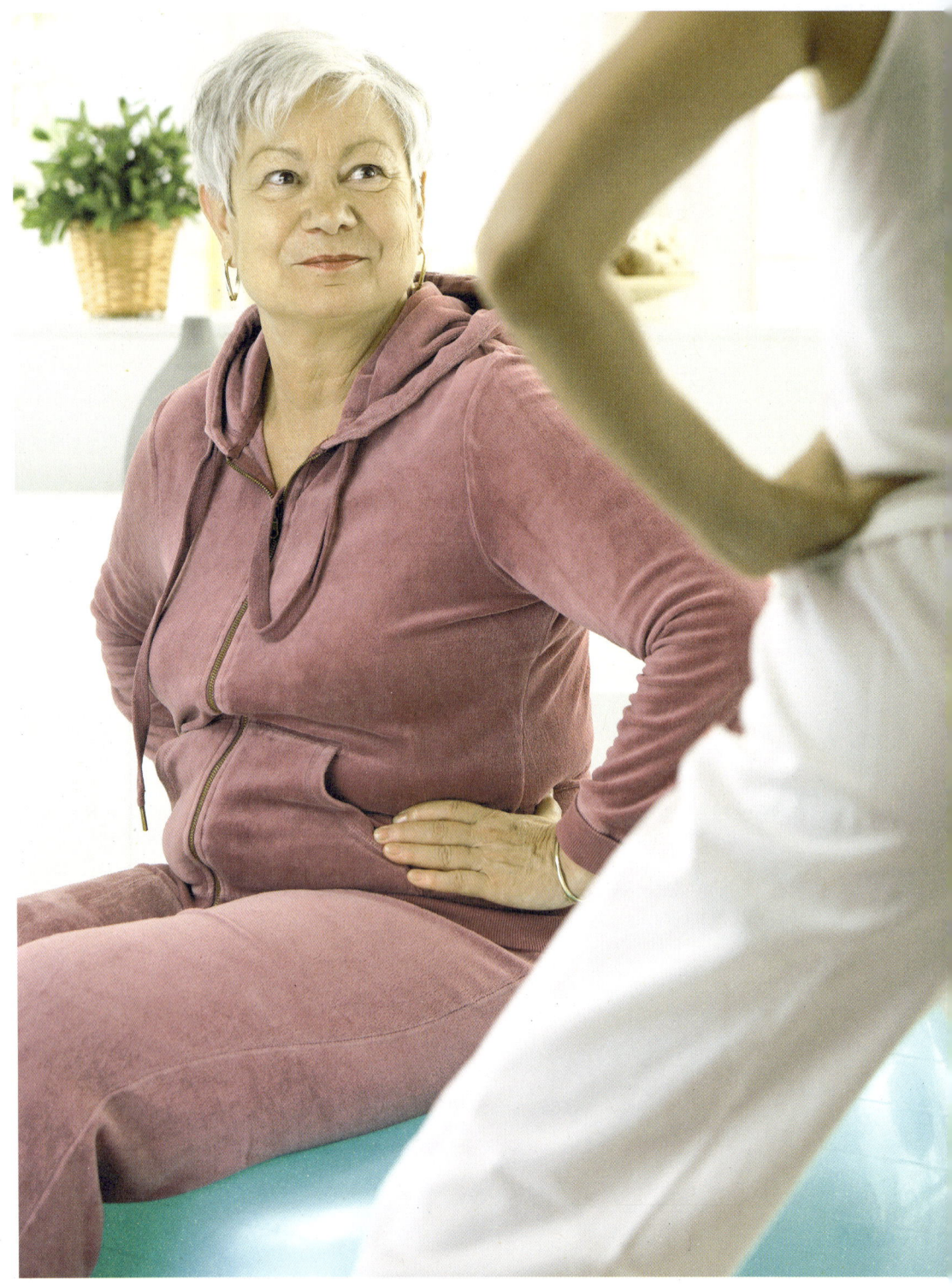

BEHANDELN,
SCHMERZEN LINDERN

Im vorhergehenden Kapitel haben Sie erfahren, wie viel Sie allein durch eine Änderung Ihres Lebensstils dem Fortschreiten der Arthrose und den Gelenkschmerzen entgegensetzen können. In den folgenden Abschnitten geht es um die verschiedenen Behandlungsformen, die Ärzte, Physio- und Psychotherapeuten darüber hinaus für Sie bereithalten, um Ihre Beweglichkeit zu bewahren und die Schmerzen in Schach zu halten.

AUF DEN THERAPIEMIX KOMMT ES AN

Die Medizin verfügt heute über eine breite Palette nichtmedikamentöser und medikamentöser, konservativer (nichtoperativer) und chirurgischer Behandlungsmethoden, mit denen zum einen Schmerzen gelindert und zum anderen die Beweglichkeit der Gelenke wieder verbessert werden können. Außer der Senkung von vorhandenem Übergewicht gibt es allerdings bis heute keine Behandlungsmethode, mit der die Arthrose an ihrer Wurzel gepackt und damit geheilt werden könnte, und es gibt überhaupt kein Mittel, die bereits vorhandenen Knorpelschäden in nennenswertem Umfang wieder rückgängig zu machen. Folgende Formel kann man aber nicht oft genug wiederholen: Arthrose ist nicht gleich Schmerz und Schmerz ist nicht gleich Arthrose (S. 19).

Bewegung als Basis

Regelmäßige Bewegung ist eine der wichtigsten Maßnahmen, mit denen Sie schon in Eigenregie sehr viel zur Stabilisierung Ihrer Gelenke und zu einer langfristigen Schmerzlinderung beitragen können (s. voriges Kapitel). Auch wenn Sie sich wegen Ihrer Arthrose in kompetente ärztliche Behandlung begeben, wird Bewegung praktisch immer die Basis dieser Behandlung bleiben. Im Rahmen der Physiotherapie (folgendes Kapitel) können Sie unter fachkundiger Anleitung das Bewegungssystem um die betroffenen Gelenke herum gezielt kräftigen und eine weitere Abnutzung des Knorpels damit zumindest verzögern. Mit den Methoden der Schmerzpsychotherapie (S. 80), z. B. mit speziellen Übungen zur Entspannung und

Stressreduktion, kann die Wirkung der Physiotherapie auf die Gelenkschmerzen noch bedeutend gesteigert werden. In diesem Sinn ist Arthrosetherapie, die dem heutigen Wissensstand entspricht, immer eine Kombinationstherapie.

Therapeutische Monokultur

Es hängt viel von Ihnen selbst ab: Viele Operationen (S. 112) einschließlich der Einpflanzung künstlicher Gelenke wären vermeidbar oder würden zumindest zu einem viel späteren Zeitpunkt notwendig, zöge man alle Register der konservativen Therapie, angefangen bei regelmäßiger Bewegung. Physikalische Therapie (S. 47) sowie Medikamente, innerlich (S. 84), äußerlich (S. 103) oder ins Gelenk gespritzt (S. 108), sollte man immer nur ergänzend einsetzen und sich nie auf eine dieser Methoden allein verlassen. Leider sieht die Realität meistens anders aus: Ein Großteil chronischer Schmerzpatienten einschließlich derer mit Gelenkschmerzen erhalten Medikamente als einzige Therapie (Monotherapie) und das oft über viele Jahre hinweg.

Kein unnötiger Stress durch Verbote

Viele Ratgeber zur Arthrose lesen sich wie die lange Verbotsliste eines öffentlichen Parks oder eines Campingplatzes: Gehen nur mit Stöcken, Schuhen mit Fußbett und Abrollhilfe und ja nicht barfuß, Sitzen am besten gar nicht und wenn, dann nur mit Keilunterlage, Einkaufen nur mit Trol-

ley, wenn Skifahren, dann nur Langlauf, nicht auf dem Bauch schlafen, kein Alkohol. Mit solchen klugen Ratschlägen kann man vortrefflich Fachkompetenz suggerieren, Magazinseiten oder auch ganze Bücher füllen, und leider sind auch viele Ärzte und Physiotherapeuten schnell bei der Hand damit. Sie gehen von der Annahme aus, durch eine gezielte Entlastung arthrosebefallener Gelenke ließe sich das Fortschreiten der Erkrankung verzögern. Das ist aber nur eine Vermutung ohne wissenschaftliche Beweise. Lassen Sie sich also nicht durch solche Verbote unter Druck setzen. Wenn Sie nämlich am Ende denken, „das alles zu befolgen, schaffe ich sowieso nicht, also kann ich es gleich ganz bleiben lassen", dann schütten Sie das Kind mit dem Bad aus, das heißt, Sie verwerfen neben viel Unnützem auch die wenigen Dinge, die Ihnen wirklich helfen könnten.

Gut leben auch mit Schmerzen

Das Wichtigste bleibt, dass Sie vorhandenes Übergewicht reduzieren und sich regelmäßig bewegen (s. voriges Kapitel). Was aber Ihren Gelenken sonst noch guttut und was Sie davon realistischerweise in Ihren Alltag hineinnehmen können und wollen, finden nur Sie selbst heraus. Sie müssen Ihre High Heels also nicht gleich wegwerfen und Ihre stylische Einkaufstasche gegen einen ‚Rentnermercedes' mit schwarzgrauem Schottenkaro eintauschen. Wenn Sie die schönen Seiten des Lebens weiterhin genießen, ist das ein weiterer hoch wirksamer Beitrag zu Stressreduktion und Entspannung (S. 73) – und damit auch eine tragende Säule der Schmerztherapie.

Alles nur Einbildung oder hoch wirksamer Kontext?

Bei jeder Behandlung, von der Schmerztablette über die Massage bis zur Operation, haben nicht nur die direkten biologischen Effekte der Wirksubstanz, des Massagegriffs, des Skalpells einen heilenden oder lindernden Einfluss, sondern der gesamte Kontext der Behandlung. Dazu gehören – um nur wenige Beispiele zu nennen – die seelische Verfassung und Einstellung des Patienten, seine Erfahrungen mit Ärzten und früheren Behandlungen, aber auch scheinbar triviale äußere Faktoren wie weiße Arztkittel, Krankenhausatmosphäre und sogar die Größe und Farbe der eingenommenen Tablette.

Um möglichst sorgfältig zu unterscheiden, wie hoch der Anteil direkter biologischer Effekte gegenüber den beschriebenen Kontexteffekten ist, wird die zu prüfende Behandlung im Rahmen von Studien mit einer Scheinbehandlung verglichen, die nicht von der echten Behandlung zu unterscheiden ist, nicht für den Patienten (einfach verblindet) und im Idealfall auch nicht für den behandelnden Arzt (doppelblind). In Arzneimittelstudien ist das beispielsweise eine Tablette in genau derselben Farbe, Form und Größe wie die echte Tablette, mit dem einzigen Unterschied, dass sie keinen Wirkstoff ent-

hält, sondern nur eine Füllsubstanz wie Milchzucker. Dieses Scheinmedikament nennt man Plazebo. Die Wirkung, die unter der Scheinbehandlung eintritt, wird üblicherweise als Plazeboeffekt bezeichnet. Das ist aber eher irreführend, denn es ist ja nicht der Zucker in der Plazebotablette, der beispielsweise die Schmerzlinderung bewirkt hat, sondern der beschriebene Gesamtkontext der Behandlung.

Symphonie der Wirkfaktoren

Weiter gedacht, hinkt auch der Begriff der Scheinbehandlung, denn schließlich bewirkt sie ja etwas, eben unter Ausnutzung der Kontextfaktoren, aber das ist auch bei jeder „echten" Behandlung der Fall. Bei bestimmten Erkrankungen und Beschwerden ist das Potenzial der psychisch-körperlichen Kontexteffekte besonders groß. Dazu zählen auch Schmerzen. In klinischen Studien konnten unter der Plazebobehandlung bis zu 90 Prozent des Effekts herkömmlicher Schmerzmittel erzielt werden. Vereinfacht gesagt beruht die Gesamtwirkung des echten Medikaments dann nur zu 10 Prozent auf seiner pharmakologischen Wirkung, das heißt auf den direkten biologischen Effekten des Wirkstoffs auf den Organismus. Der Rest ist Kontexteffekt, das heißt, er beruht auf einer Vielzahl zusätzlich wirksamer Faktoren, die wie die Instrumente in einem Symphonieorchester erst in ihrem Zusammenspiel das ausmachen, was bei Ihnen als überwältigende Hörerfahrung beispielsweise von Beethovens Fünfter

Symphonie ankommt. Die Vorstellung übrigens, der Kontext- oder Plazeboeffekt beruhe nur auf Einbildung und funktioniere nur, wenn der Betroffene daran glaubt, ist längst zweifelsfrei widerlegt, aber immer noch weit verbreitet. Erfahrung, Erwartung und biologische Reaktionen wirken auf seelisch-körperlicher Ebene so unmittelbar zusammen wie wenn Sie sich vorstellen, in eine Zitrone zu beißen und Ihnen dabei ganz real das Wasser im Munde zusammenläuft. Das funktioniert einfach, ob Sie nun daran glauben oder nicht, und der Speichel, der sich in Ihrem Mund ansammelt, ist auch nicht nur eingebildet.

Scheingymnastik geht nicht

Um die pharmakologischen Effekte eines Arzneimittels aus den Kontexteffekten so weit wie möglich herauszufiltern und damit messbar zu machen, sind plazebokontrollierte Doppelblindstudien gut geeignet. Die direkten biologischen Effekte anderer Behandlungsmethoden in ähnlicher Weise herauszufiltern, ist aber meist viel schwieriger und in vielen Fällen schlicht unmöglich. Es scheitert in der Regel daran, dass es praktisch unmöglich ist, eine Scheinbehandlung zu finden, die zum einen der echten Behandlung so ähnlich ist, dass sie weder der Patient noch der Arzt oder Therapeut davon unterscheiden kann, die

aber gleichzeitig das, was an der echten Behandlung wirkt, nicht enthält. Das erklärt, warum es beispielsweise zur Krankengymnastik bis heute keine plazebokontrollierten Doppelblindstudien gibt.

Risikoarmes selbst probieren

Wenn in den folgenden Kapiteln ein Behandlungsverfahren empfohlen wird, dann ist es in den meisten Fällen entweder ein Medikament, das in geeigneten Studien seine Überlegenheit gegenüber Plazebo gezeigt hat, oder ein nichtmedikamentöses Verfahren, zu dem es zwar keinen plazebokontrollierten Wirksamkeitsnachweis gibt, das sich aber in Studien mit hoher methodischer Sorgfalt als wirksam und nebenwirkungsarm erwiesen hat. Hier gilt dann meist die Empfehlung, selbst herauszufinden, ob einem die Körperübung X oder die Heilkräutermischung Y guttut, denn nicht alles, was sich in Studien als wirksam erwiesen hat, hilft auch wirklich allen. Manches wiederum, dessen Wirksamkeit nicht in geeigneten Studien bewiesen wurde, kann einigen Menschen durchaus nutzen. Von Methoden, bei denen eine direkte Wirkung auf den Organismus eher fraglich und nicht überprüfbar ist und bei denen zumindest der Verdacht auf bedeutsame Risiken oder Nebenwirkungen besteht, wird allerdings abgeraten.

ÜBENDE UND PHYSIKALISCHE VERFAHREN

In diesem Abschnitt erfahren Sie mehr über Behandlungsmethoden, die auf regelmäßigen Bewegungsübungen nach Anleitung beruhen. Bei anderen Verfahren steht die gekonnte Berührung durch den Therapeuten im Mittelpunkt, etwa bei der Massage, oder es wird Energie im physikalischen Sinn eingesetzt, also Wärme, Druck oder Elektrizität.

Physiotherapie

Die Physiotherapie ist eines der wichtigsten Verfahren in der Therapie und Rehabilitation von Arthrosepatienten. In Anpassung an die internationale Namensgebung wurde der Begriff 1994 offiziell in Deutschland eingeführt und löste die bisherige Bezeichnung Krankengymnastik ab. Nur staatlich anerkannte Physiotherapeuten dürfen den Beruf ausüben.

Zur Physiotherapie im weiteren Sinn zählen nicht nur aktive und geführte Bewegungsübungen, sondern auch andere physikalische Verfahren, die in eigenen Kapiteln dieses Buchs beschrieben sind, wie unter anderem die Massagen (S. 49), Bäder (S. 52) und die manuellen Therapien (S. 51).

INFO **Was bezahlt die Krankenkasse?**

Die meisten Behandlungsverfahren in diesem Kapitel zählen im Fachchinesisch der Krankenkassen zu den **Heilmitteln**. Welche Heilmittel Ihr Arzt auf Kosten der gesetzlichen Krankenversicherung verordnen kann, ist je nach Symptomen der Erkrankung unterschiedlich geregelt. Zehn Prozent der Kosten und 10 € pro Verordnung müssen Kassenpatienten selbst beitragen. Die übliche Verordnungsmenge pro Rezept sind sechs Behandlungseinheiten. In der Regel können bis zu 18 Einheiten Bewegungsübungen (Krankengymnastik) oder bis zu 10 Massageeinheiten verordnet werden. Bei Gelenkfunktionsstörungen, Bewegungsstörungen, Muskel- und Sehnenverkürzungen wird Physiotherapie im engeren Sinne (Krankengymnastik) vorrangig erstattet. Bewegungstherapien auf dem Trockenen und im Wasser bieten manche Physiotherapeuten und viele Krankenkassen auch in Form von Gruppenkursen an.

Die Kosten für verschiedene Varianten der medizinischen Massage übernehmen die Kassen unter anderem bei Schmerzen und Funktionsstörungen der Muskulatur, Verkürzung von Muskeln und Sehnen, Gewebeverhärtungen oder -verklebungen.

Wärme-, Kälte- oder Elektrotherapie sind bei schmerzhaften Gelenk- oder

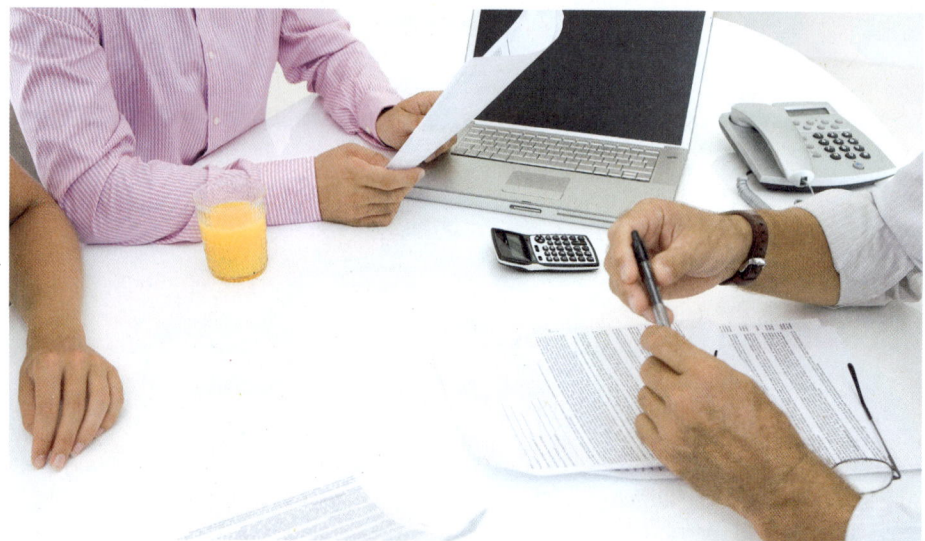

Muskelerkrankungen als ergänzende Therapien erstattungsfähig. Bei den privaten Versicherungen sind die Regelungen sehr unterschiedlich. Fragen dazu klären Sie am besten vor der entsprechenden Behandlung mit Ihrer Krankenversicherung.

Viele Ärzte bieten bestimmte Heilmittel, etwa aus dem Bereich der Elektro- oder Magnettherapie, als individuelle Gesundheitsleistung (IGeL) an, das heißt, Sie müssten sie aus der eigenen Tasche bezahlen. Für die Entscheidung, ob Sie dem zustimmen wollen, sind folgende Überlegungen von Bedeutung:

■ Ist eine Übernahme der Kosten durch Ihre Krankenversicherung wirklich nicht möglich? Im Zweifelsfall dort anrufen und den Grund dafür erfragen.

■ Stehen andere, vielleicht sogar ähnliche, Behandlungsansätze zur Verfügung, die die Kasse akzeptieren würde?

■ Wurde die Wirksamkeit dieser Methode in klinischen Studien bei Arthrosepatienten nachgewiesen oder gibt es wenigstens Hinweise auf eine solche Wirksamkeit (siehe im Folgenden)?

■ Wie häufig geht diese Methode mit Nebenwirkungen oder ernsthaften Gesundheitsrisiken einher? Wie ist das Verhältnis von Nutzen und Risiko einzuschätzen? Nur was nachweislich gut verträglich und risikoarm ist, kann man getrost im „Selbstversuch" erproben.

Schrittweise Schmerzlinderung

Bei Arthrose zielt die Physiotherapie in erster Linie darauf ab, Bewegungsfunktionen zu erhalten oder zu verbessern. Sie hilft beispielsweise, schmerzbedingte Schonhaltungen und Gelenkfehlstellungen nach und nach aufzulösen. Ungünstige Bewegungs- und Verhaltensmuster werden gezielt durch gelenkfreundlichere Bewegungsabläufe ersetzt. Durch regelmäßiges Üben werden alle Teile des Bewegungsapparats kräftiger und elastischer. Das schützt die Gelenke zusätzlich vor Überlastung. In diesem Sinne ist Physiotherapie immer auch Vorbeugung.

Physiotherapeutische Anwendungen sind bei fachgerechter Anleitung und Anwendung sehr risikoarm und gut verträglich. Schmerzen können sich während und unmittelbar nach den Übungen etwas verstärken oder auch erneut auftreten. In aller Regel tritt aber mit zunehmender Entspannung, Beweglichkeit und Muskelkräftigung auch eine allmähliche Linderung der Schmerzen ein.

Wie läuft eine Übungseinheit ab?

Eine krankengymnastische Übungseinheit dauert in der Regel 15 bis 25 Minuten. Beim ersten Kontakt befragt und untersucht Sie der Physiotherapeut. Damit macht er sich ein genaues Bild von Ihrer Erkrankung, findet heraus, welche Teile des Bewegungssystems betroffen sind, ob und welche Art von Schon- oder Fehlhaltungen vorliegen. Daraufhin entwickelt der Therapeut einen Behandlungsplan und bespricht diesen mit Ihnen.

Bei vielen geführten Behandlungen liegen oder sitzen Sie entspannt und der Physiotherapeut bewegt und dehnt gezielt die betroffenen Gelenke und Muskeln. Geführte Bewegungen werden dann in der Regel schrittweise durch aktive Übungen in wechselnden Körperstellungen ersetzt, die sie nach einer Weile auch allein bei sich zu Hause wiederholen können. Dabei geht es nicht nur um die Kräftigung und Dehnung von Muskeln, Sehnen und Bändern, sondern auch um die Schulung von Körperwahrnehmung und Bewegungskoordination. Das regelmäßige Weiterüben zu Hause ist das Entscheidende, denn die üblicherweise verordneten sechs bis zwölf Stunden Physiotherapie reichen nicht aus,

um einen nachhaltigen Effekt auf Ihre Beweglichkeit auszuüben. Die Erfolgschancen der Physiotherapie bei Schmerzerkrankungen sind noch höher, wenn man psychotherapeutische Elemente in die Behandlung integriert (Näheres ab S. 78).

Viele Physiotherapeuten setzen unter anderem Übungen an Geräten ein. Manche ähneln den Trainingsgeräten in einem Fitnessstudio, andere sind speziell für physiotherapeutische Zwecke entwickelt worden, etwa spezielle Gerätschaften für die Extensionsbehandlung, das heißt für gelenkentlastende Streckungen.

 KEINE AUFFORDERUNG ZUM NICHTSTUN

Der angenehme Effekt einer Massage ist bei akuten Schmerzen erwünscht und hilfreich, könnte den Patienten auf Dauer aber zur Untätigkeit verleiten. Massagen sollten in der Regel nur als Ergänzung oder Vorbereitung zu aktiven Bewegungsübungen eingesetzt werden und taugen in den meisten Fällen nicht als Dauerbehandlung.

Massage

Massage kann auf unterschiedlichen Wegen Schmerzen im Bereich der Gelenke lindern:

Direkte physikalische Wirkungen auf den Körper:

- Die Muskulatur entspannt sich.
- Schmerzhafte Schon- und Fehlhaltungen lösen sich.

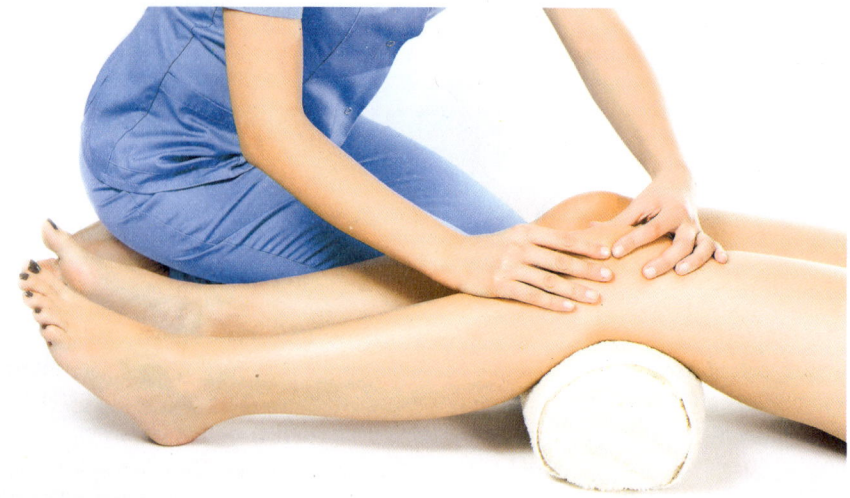

- Durch die mechanische Bearbeitung des Gewebes wird die Durchblutung angeregt. Das verbessert die Versorgung mit Sauerstoff und Nährstoffen.
- Die Lymphe kann leichter aus dem Gewebe abfließen. Sie sorgt für den Abtransport von Stoffwechselendprodukten und Krankheitserregern.
- Manche der genannten Wirkungen werden durch die Anwendung von Wärme (S. 54), etwa durch angewärmte Öle, durch Kälteanwendungen (S. 56) oder durch den Zusatz von Heilkräutern unterstützt.

Wirkungen über das Nervensystem:
- Sinnesreize, etwa durch die Stimulation von Schmerz- und Dehnungsrezeptoren, können auf der Ebene der Reizverarbeitung im Rückenmark und im Gehirn schmerzlindernde und entspannende Wirkungen entfalten.

Wohlbefinden und Stressreduktion:
- Wenn sich körperliche Anspannung und Schmerzen lösen, dann fühlt sich der Betroffene insgesamt wohler.
- Die gesamte Muskulatur entspannt sich.

Den Körper spüren:
- Bei der Massage werden Sinneseindrücke vermittelt, wie Berührung, Druck, Temperatur, sanfter Schmerz, Vibration, Veränderung der Körperhaltung.
- Ähnlich wie Entspannungsverfahren (S. 73) kann das dabei helfen, sich dem eigenen Körper und auch den schmerzhaften Regionen liebevoll zuzuwenden. Das hilft, innere Abwehr und Verspannung zu mildern und lindert oft auch den Schmerz.

Berührung ist Begegnung:
- Es ist ein Unterschied, ob man sich von einem Massagegerät massieren lässt oder von einem Menschen aus Fleisch und Blut und dieser Unterschied ist kein rein physikalischer. Die wohlwollende und aufmerksame Zuwendung eines anderen Menschen, getragen von der Absicht, zu helfen und den Schmerz zu lindern, kann auch auf der seelischen Ebene Linderung, Trost und Unterstützung vermitteln. Manche Massageformen integrieren bewusst Elemente aus unterschiedlichen Formen der Körperarbeit und Körperpsychotherapie (S. 81).

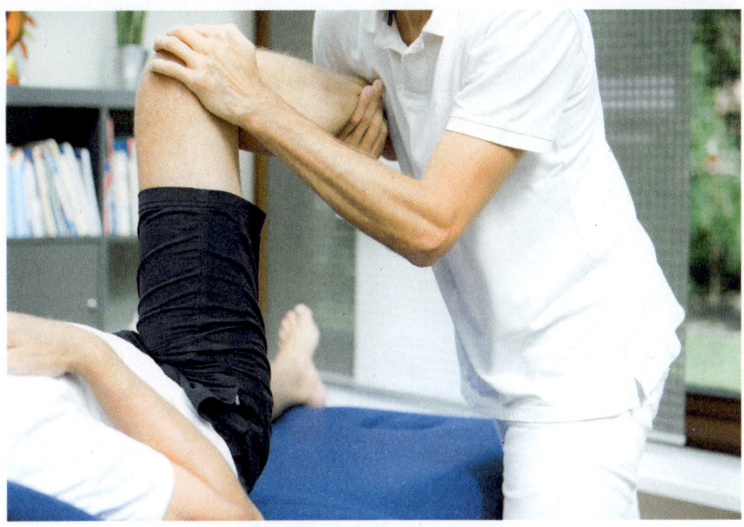

Manuelle Therapie/Chirotherapie

Ein Griff, ein Ruck, ein Knacks, und der Schmerz ist wie weggeblasen. Manuelle Therapie, auch Chiropraktik genannt, kann beeindrucken, auch wenn es keine Erfolgsgarantie gibt, diese Art der Behandlung nur bei bestimmten Erkrankungen des Bewegungssystems überhaupt infrage kommt und die Dauer des Behandlungserfolgs sehr davon abhängt, wie konsequent danach aktiv geübt wird, etwa im Rahmen der Physiotherapie (S. 47). Die beschriebenen ruckartigen Manipulationen heißen im Fachjargon der manuellen Therapeuten Mobilisation mit Impuls. Bei Gelenkschmerzen kommen sie nur dann infrage, wenn diese funktionell bedingt sind, also aufgrund einer Störung im Zusammenspiel des Nerven-Muskel-Gelenksystems. Liegt den Schmerzen dagegen ein Knorpeldefekt oder eine Entzündung zugrunde, wie bei einer fortgeschrittenen Arthrose oder rheumatoiden Arthritis, dann ist die Mobilisation mit Impuls in der Regel ungeeignet. Allerdings haben auch viele Menschen mit Arthrose zusätzliche funktionell bedingte Schmerzen und dann kann eine solche Behandlung unter Umständen hilfreich sein. Wegen erheblicher Risiken raten manche Experten von einer Impulsmobilisation der Halswirbelsäule grundsätzlich ab, andere empfehlen sie nur, wenn vorher eine Reihe von Risikofaktoren ausgeschlossen wurde.

Manuelle Therapie + Manuelle Diagnostik = Manuelle Medizin

Manuelle Therapeuten „knacken" nicht nur Gelenke, sondern arbeiten auch – je nach Verfahren – mit unterschiedlichen Dehnungs- und Bewegungsübungen. Bei bestimmten Übungen werden Atmung und Blickrichtung des Patienten einbezogen, etwa um Fehlhaltungen zu lösen und muskuläre Verspannungen zu lockern. Die manuelle Therapie wird häufig von Physiotherapeuten und Masseuren praktiziert. Zusammen mit der manuellen Diagnostik, also dem Erkunden von Krankheitszuständen mit den Händen, spricht man von manueller Medizin, einer ärztlichen Spezialdisziplin. Am besten belegt ist die schmerztherapeutische Wirksamkeit der manuellen Therapie u. a. bei Knie- und Hüftschmerzen. Die Kosten für manuelle Therapie werden von den gesetzlichen Krankenkassen nur übernommen, wenn die Behandlung von einem Arzt mit Zusatzbezeichnung „Manuelle Medizin/Chirotherapie" durchgeführt wird.

◣ „KNACKEN" IST KEIN EINRENKEN

Bei Mobilisationen mit Impuls wird nicht etwa ein ausgerenktes Gelenk wieder eingerenkt, sondern nur durch eine schnelle Dehnung des Muskel- und Bandapparats das komplexe Zusammenspiel von Nerven, Muskeln und Gelenkkapseln in ein neues Gleichgewicht gebracht. Was dann genau knackt, ist unklar.

Bäder

Bereits seit der Antike empfehlen die Ärzte Bäder zur Behandlung von Gelenkleiden. Hippokrates verwendete kaltes Wasser als Heilmittel gegen Rheuma und Gicht. Die entspannende und stressreduzierende Wirkung von Wasseranwendungen kann sich auch günstig auf das seelische Befinden auswirken.

Wie wirken Bäder?

Vermutlich spielen folgende Wirkfaktoren bei Bädern eine Rolle:

Physikalische Eigenschaften des Wassers

Temperatur (Näheres dazu im Folgenden ab S. 53)

Druck

- stimuliert Druckrezeptoren und verändert dadurch die Schmerzverarbeitung im Nervensystem
- verbessert den Abtransport von schmerzfördernden Botenstoffen über Blut und Lymphe

- erhöht die Pumpleistung des Herzens und die Blutversorgung der Muskulatur

Turbulenzen

- zusätzliche Stimulation von Druckrezeptoren. Verstärkung des Effekts durch Massagedüsen oder kohlensäurehaltiges Wasser.

Auftrieb

- wirkt dem Körpergewicht entgegen, entlastet die Gelenke und erleichtert damit die Bewegung

Widerstand

- Je schneller die Bewegung, desto größer der Widerstand. Damit können die eingesetzten Kräfte fein dosiert und die Belastung betroffener Körperteile begrenzt werden.

Chemische Zusammensetzung des Wassers

- Ob die biochemischen Effekte der unterschiedlichen Mineralien in Heilwässern eine heilsame Wirkung auf den Organismus haben, ist fraglich. In den wenigen bislang durchgeführten Studien konnten solche Effekte nicht nachgewiesen werden (zu den Effekten radonhaltiger Quellen siehe Seite 63).
- Auftrieb und Widerstand (s. o.) steigen mit dem Salzgehalt des Wassers. Ab welcher Salzkonzentration das für die genannten therapeutischen Effekte von Bedeutung ist, ist unklar.

Psychische Wirkungen

- Wie bei vielen anderen physikalischen Behandlungsverfahren sind auch bei den Bädern eine Vielzahl von Wechsel-

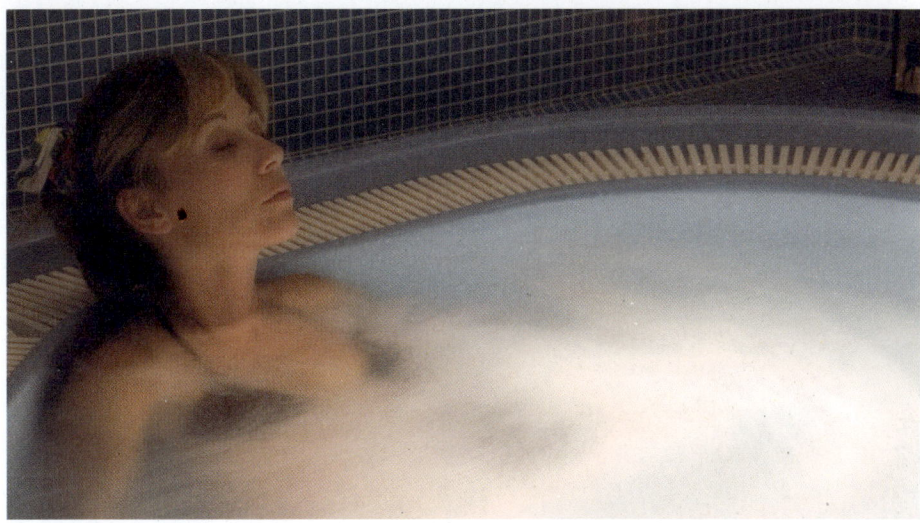

wirkungen zwischen Psyche und Körper im Spiel. Hier nur ein paar Beispiele:

- Wer sich körperlich entspannt, macht sich in der Regel auch weniger Sorgen. Es ist wissenschaftlich erwiesen, dass Bäder beruhigend und angstlösend wirken können.
- Die Berührung mit dem Wasser fördert eine bewusste Körperwahrnehmung und begünstigt damit eine positive Einstellung zum eigenen Körper. Das hilft manchen Menschen, mit Schmerzen anders umzugehen, und nicht selten bewirkt es sogar eine Schmerzlinderung.
- Heilbäder und Kureinrichtungen nutzen die positive Wirkung einer ruhigen, hellen, ästhetischen Umgebung auf die Stimmung und psychische Verfassung. Mancherorts werden solche Effekte durch verschiedenfarbiges Licht oder leise, meditative Musik unterstützt. Auch der angenehme Duft eines Badezusatzes kann dazu beitragen.

Was zahlt die Krankenkasse?

Verschiedene Wasseranwendungen spielen im Rahmen einer Kur oft die zentrale Rolle. Die Regelungen zur Kostenübernahme sind sehr unterschiedlich und hängen unter anderem von der Form der Kur ab. Auch in der ambulanten Behandlung von Gelenkerkrankungen werden Bäder eingesetzt. Wenn eine ärztliche Verordnung vorliegt, übernehmen die Krankenkassen in der Regel 90 Prozent der Kosten.

NICHT IMMER IST BADEN RATSAM

Bäder sind eine sehr nebenwirkungsarme Behandlungsform, dienen der Entspannung und Vorbeugung. Ältere, Menschen mit Herz-Kreislauf-Erkrankungen oder Anfallsleiden und Schwangere sollten vorher ihren Arzt zurate ziehen. Bei manchen allergischen Erkrankungen sind Badezusätze zu vermeiden.

Wärme und Kälte

Durch Kälte- oder Wärmeeinwirkungen auf den menschlichen Körper wird das Zusammenspiel von Temperaturfühlern, Nerven, biochemischen Botenstoffen, Blutgefäßen, Hautporen und Schweißdrüsen in einen anderen Betriebszustand gebracht und das wirkt sich erheblich auf Entzündung, Schmerzreize in der Peripherie und deren Wahrnehmung im Gehirn aus. Eini-

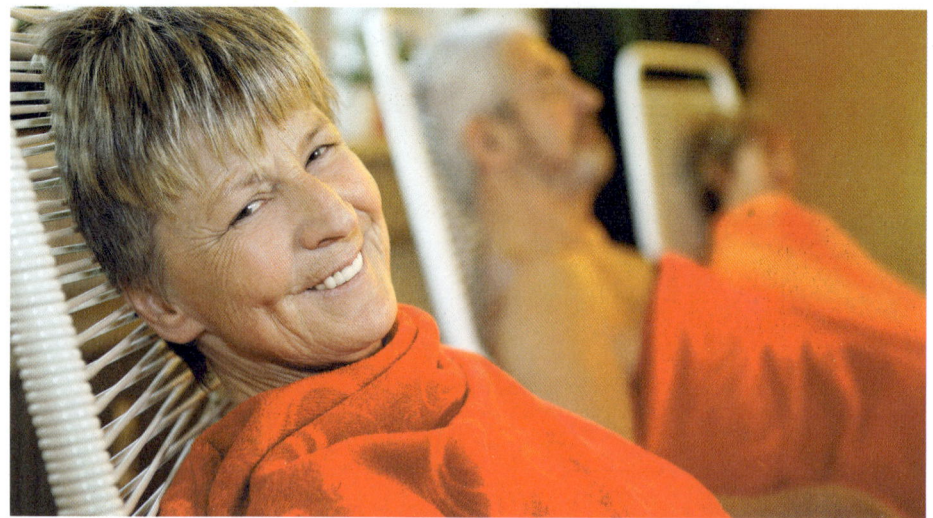

ge physikalische und manuelle Verfahren beinhalten die Anwendung von Wärme oder Kälte als Teilkomponenten, wie etwa die Bädertherapie (S. 52) oder die Massage (S. 49) mit warmem Öl.

WÄRME ODER KÄLTE, DAS IST DIE FRAGE

Ob eher Wärme oder Kälte schmerzlindernd wirkt, hängt von der zugrunde liegenden Erkrankung ab und ist individuell sehr unterschiedlich. So erfahren viele Menschen mit rheumatoider Arthritis eine Schmerzlinderung durch Kälte; anderen tut eher Wärme gut. Bei plötzlich aufgetretenen Schmerzen, bei einer Verletzung oder nach einer Operation, wenn das Gelenk geschwollen, gerötet oder heiß ist, hilft eher Kälte. Ganz grob kann man sagen: Entzündlich bedingte Schmerzen scheinen eher auf Kälte anzusprechen, als auf Wärme. Bei Muskelschmerzen und funktionell bedingten, lang anhaltenden Schmerzzuständen des Bewegungssystems ist eher Wärme angezeigt.

Wärmeanwendungen

Bei der schmerztherapeutischen Anwendung von Wärme, auch als Thermothera-

pie bezeichnet, könnten seelische Faktoren eine bedeutsame Rolle spielen. Manche Menschen brauchen sich ein heißes Bad nur vorzustellen und schon tritt eine gewisse Entspannung ein. Letztlich weiß man nicht, wie hoch der Anteil solcher psychischen Effekte an der Schmerzlinderung ist. Vermutlich liegt wie bei allen anderen physikalischen und manuellen Verfahren eine Mischung aus psychischen und körperlichen Wirkkomponenten vor.

Zu den direkten Wärme-Effekten auf den Körper, die vermutlich von therapeutischer Bedeutung sind, zählen

- Blutgefäßerweiterung
- Verbesserung der Dehnbarkeit von Bindegewebsstrukturen, wie etwa Sehnen und Muskelhüllen
- Muskelentspannung
- Stimulation von Wärme- und bei höheren Temperaturen auch von Schmerzrezeptoren bewirkt reflektorische Effekte im Nervensystem. Die Schmerzempfindung verändert sich.

Von Wärmeanwendungen können Menschen mit Schmerzen im Bereich der

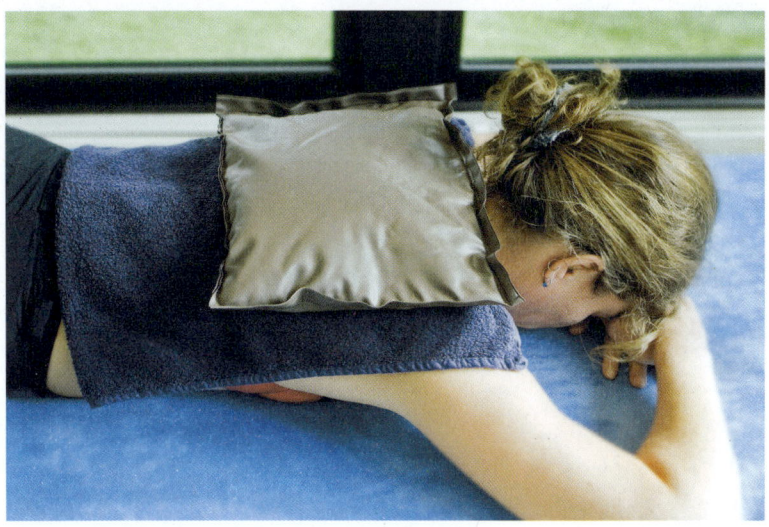

Gelenke, Sehnen und Sehnen-Knochen-Übergänge profitieren.

Auswahl der gängigsten Wärmeanwendungen
Heiße Bäder, Sauna und Dampfbad oder auch bewährte Hausmittel wie Wärmflaschen oder Heizkissen können der allgemeinen Entspannung und dem Wohlbefinden dienen. Sie können auch gezielt schmerztherapeutisch eingesetzt werden. Wärmepackungen bringen die Hitze von außen auf die Haut. Torf oder Schlamm wirken isolierend und halten die Wärme länger im Körper als Wärmflaschen oder heiße Wickel. Eine stärkere Erwärmung in der Tiefe, etwa in der Muskulatur, kann durch Infrarot- oder Hochfrequenzbestrahlungen erreicht werden oder auch mit speziellen Ultraschallgeräten.

- Heiße Teil- oder Vollbäder (S. 52)
- Sauna
- Dampfbad
- Hausmittel, z.B. Wärmflaschen, Heizkissen
- Wärmepflaster und -cremes, die man unterteilen kann in
  erstens wärmeerzeugende Pflaster und
  zweitens Pflaster und Cremes mit haut-

reizenden und durchblutungsfördernden Wirkstoffen (S. 104)
- Wärmepackungen
- Schlamm-, Torf- oder Fangopackungen
- heiße Wickel, Kompressen, „heiße Rolle"
- Heublumensack: Heublumen werden dazu in ein Leinensäckchen gefüllt, mit heißem Wasser übergossen, ausgedrückt und – sobald eine verträgliche Temperatur erreicht ist – auf die schmerzende Stelle aufgelegt. Ob die Inhaltsstoffe der Heublumen zusätzlich zur Wärme einen schmerzlindernden Effekt bewirken, ist unklar.
- Wachsbäder: Dabei wird der zu behandelnde Körperteil in warmes, flüssiges Paraffin gehalten
- Infrarottherapie
- Hochfrequenztherapie
  Bestrahlung mit
  Kurzwellen
  Dezimeterwellen
  Mikrowellen
- Ultraschall: Behandlung mit speziellen Geräten zur Ultraschall-Behandlung, nicht zu verwechseln mit der diagnostischen Ultraschall-Bildgebung

SO SCHÜTZEN SIE SICH VOR RISIKEN

Was in Maßen angenehm und hilfreich ist, kann im Übermaß oder bei falscher Anwendung schaden. Hier ein paar Vorsichtsmaßnahmen, denn auch scheinbar harmlose Hausmittel haben ihre Tücken:

- Füllen Sie Wärmflaschen mit heißem, aber nie mit kochendem Wasser und verschließen Sie diese immer sehr sorgfältig.
- Bei Menschen, die – etwa aufgrund eines Schlaganfalls oder einer Rückenmarkverletzung – Störungen der Temperatur- oder Schmerzempfindung aufweisen, können durch Wärmeanwendungen Hautverbrennungen auftreten, ohne dass die Betroffenen das gleich bemerken. Deswegen Wärme nie in gefühlsgestörten Arealen anwenden. Das betrifft auch Wärmflaschen und Heizkissen.
- Bei Ganzkörper-Wärmeanwendungen wie Sauna, Dampfbad oder heißen Vollbädern werden Herz und Kreislauf in besonderem Maß gefordert. Deswegen gilt hier ähnlich wie beim Bewegungstraining: Sanft beginnen und die Belastung in kleinen Schritten steigern. Insbesondere Ältere und Menschen mit Herz-Kreislauf-Erkrankungen sollten vorher ihren Arzt um Rat fragen.
- Hochfrequenzgeräte können die Funktion von Herzschrittmachern erheblich stören. Die Hochfrequenztherapie ist deswegen bei Schrittmacher-Trägern absolut tabu.

- Schwangere, Kinder und Menschen mit schweren Herz-Kreislauf-Erkrankungen sollten in der Regel keine Ultraschall- oder Hochfrequenztherapie erhalten.
- Wegen der Gefahr einer Linsentrübung des Auges muss bei Infrarotbehandlungen im Gesicht und bei bestimmten Formen der Hochfrequenztherapie eine spezielle Schutzbrille getragen werden.

Kälteanwendungen

Die schmerzlindernden Eigenschaften von Kälte können sowohl bei akuten als auch bei chronischen Schmerzen zum Zug kommen. Bei Kälteanwendungen, medizinisch als Kryotherapie bezeichnet, sind verschiedene potenziell schmerzlindernde Wirkmechanismen im Spiel:

- Die Blutgefäße verengen sich zunächst, danach erweitern sie sich reflektorisch, was letztlich zu einer Mehrdurchblutung von Haut und Muskulatur führt.
- Nervenfasern und viele Hautrezeptoren fahren bei Kälte ihren Stoffwechsel herunter. Das Senden von Schmerzsignalen verlangsamt sich dadurch, die Muskelspannung nimmt ab.
- Die Ausschüttung bestimmter Entzündungsfaktoren wird gedrosselt.

Auswahl der gängigsten Kühlverfahren

Lokale Kälteanwendungen können bei akuten Gelenkschmerzen, wie unmittelbar nach einer Verletzung oder Operation, schmerzlindernd und abschwellend wir-

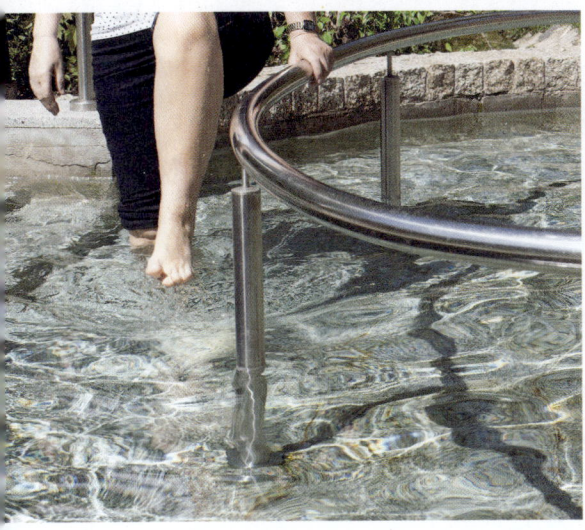

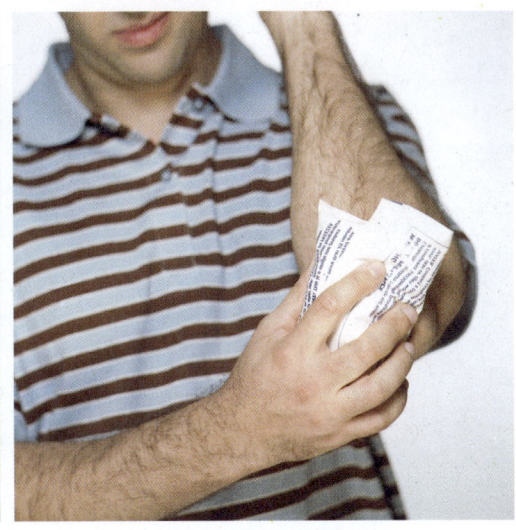

ken. Chronische Schmerzen scheinen besonders gut dann auf Kälte anzusprechen, wenn eine entzündliche Ursache oder zumindest eine entzündliche Komponente vorliegt. Menschen mit arteriellen Durchblutungsstörungen sollten keine Kälteanwendungen erhalten. Ebenfalls eine Gegenanzeige ist das Raynaud-Syndrom. Dabei wird bereits durch geringfügige Kältereize eine reflektorische, starke Verengung der Hand-Gefäße ausgelöst. Rheumatische Erkrankungen sind häufig von einem Raynaud-Syndrom begleitet. Ganzkörperkälteanwendungen, wie etwa die Kältekammertherapie, sollten nie ohne eine vorherige ärztliche Untersuchung erfolgen. Gegenanzeigen sind außerdem bestimmte Herz-Kreislauf-Erkrankungen.

Formen von Kühlung sind:

- Kaltes Wasser
- Kneippgüsse: Man lässt dazu Wasser über Arme oder Beine laufen.
- Wassertreten – eine Variante davon ist Barfußgehen durch den Schnee.
- Teil- oder Vollbäder
- Druckstrahlmassagen
- Kältepackungen

- Eisbeutel: Dazu können Sie sich in der Apotheke oder in einem Laden für Sanitätsbedarf einen wasserdicht verschließbaren Beutel besorgen, den Sie mit Eis aus dem Tiefkühlfach oder mit Eiswasser füllen.
- Gelpackung: Im Gefrierfach aufbewahren und bei Bedarf auf die schmerzende Stelle legen
- Wickel: Der Kühleffekt eines mit Eiswasser getränkten Frotteehandtuchs hält etwa eine Minute lang an, dann wird gewechselt. Für eine länger und stärker kühlende Variante werden Handtücher mit Salzwasser getränkt und tiefgefroren.
- Eis am Stiel: Sie können dazu eine handelsübliche Kunststoff-Eisform statt mit Fruchtsaft mit Wasser füllen. Die schmerzende Körperregion wird mit dem Eis berührt oder auch massiert.
- Kältespray: Wird vor allem bei frischen, unblutigen Verletzungen eingesetzt, wirkt aber auch bei akuten Gelenkschmerzen im Rahmen einer Arthrose schmerzlindernd. Um örtliche Erfrierungen zu vermeiden, darf man nur für wenige Sekunden und in einem Mindestabstand von 30–40 cm sprühen.

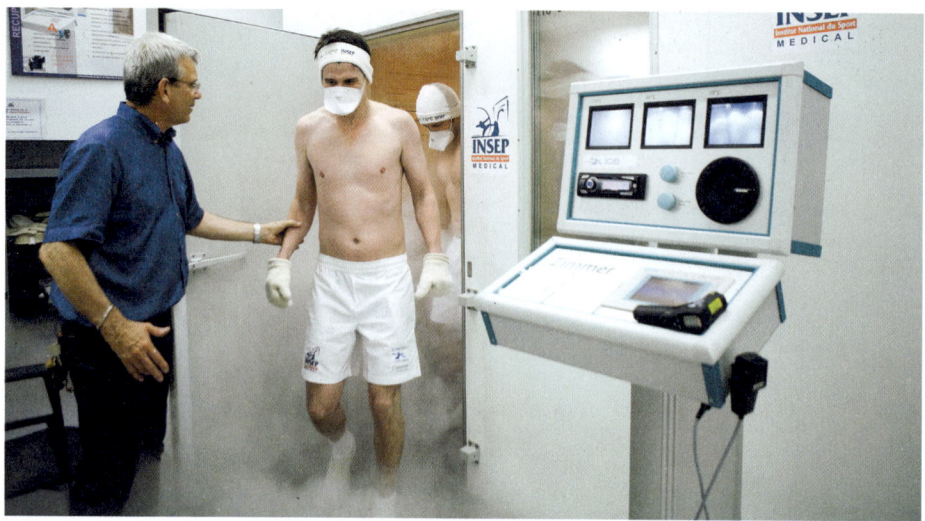

Als Kältemittel enthalten solche Sprays in der Regel Chlorethylen. Weil bisher nicht sicher ausgeschlossen werden kann, dass dieses Gas krebserregend ist, sollte das Einatmen der Sprühwolke sorgfältig vermieden werden.

- Kältekammer (s. im Folgenden)

DEN SCHMERZ EINFRIEREN

Man entkleide sich bis auf Unterwäsche und Schuhe, ziehe einen Mundschutz an und begebe sich für einige Minuten in eine Kammer, in der eine Temperatur von minus 110 °C herrscht. Das hört sich nach einer Rosskur an; da die Luft in diesem Raum sehr trocken ist, wird die Kälte aber nicht unbedingt als unangenehm empfunden. „Es fühlt sich ähnlich an, wie wenn man in einer kalten, klaren Winternacht kurz ohne Mantel nach draußen geht", berichten Kältekammer-Erfahrene. Die Methode wird seit den 1980er Jahren eingesetzt, unter anderem bei Menschen mit rheumatoider Arthritis oder Arthrose. Eine Kältekammertherapie geht über mehrere Wochen; anfangs wird täglich behandelt, später in größeren Zeitabständen. Gängige Praxis ist es, die Schmerzlinderung oder

Schmerzfreiheit im Anschluss an den Besuch in der Eismaschine zu nutzen, um Bewegungsübungen durchzuführen. Nur eine begrenzte Auswahl von Kliniken – in der Regel rheumatologische Fachkliniken – verfügen über eine Kältekammer. Die Zahl der ambulanten Anbieter wächst jedoch, seitdem eine Minivariante verfügbar ist: mit flüssigem Stickstoff betriebene Kältekammern im Duschkabinenformat. Zur Wirksamkeit der Behandlung gibt es erste Hinweise aus wissenschaftlichen Studien, die aber noch einer Überprüfung bedürfen. Bei Patienten mit entzündlichen Gelenkerkrankungen und im Rahmen einer stationären Behandlung werden die Kosten in der Regel von der gesetzlichen Krankenversicherung übernommen, im ambulanten Bereich sind die Regelungen unterschiedlich.

Akupunktur

Bei der klassisch chinesischen Methode, deren Ursprünge über 2 000 Jahre zurückliegen, sticht der Akupunkteur spezielle Nadeln in bestimmte Punkte der Haut. Die Nadeln sind viel dünner als die gängigen Kanülen, die Sie von Blutentnahmen oder Betäubungsspritzen beim Zahnarzt

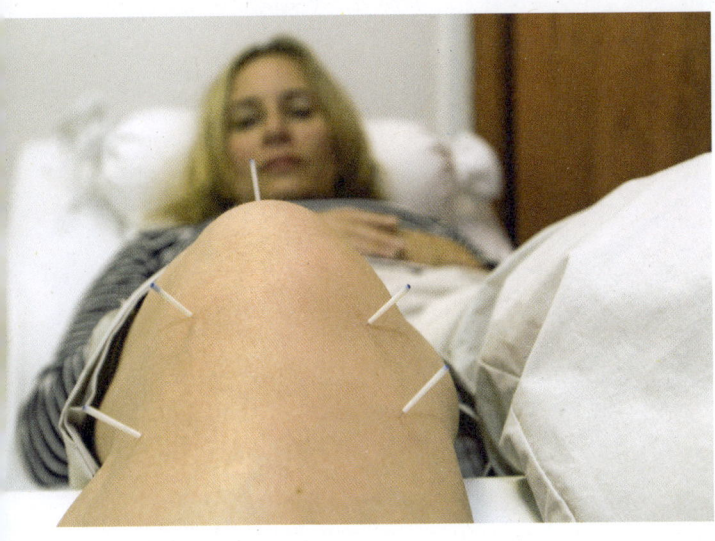

LINKS „Es fühlt sich ähnlich an, wie wenn man in einer kalten, klaren Winternacht kurz ohne Mantel nach draußen geht", berichten Kältekammer-Erfahrene.

RECHTS Bei der jahrtausendealten Methode der Akupunktur wird mit dünnen Nadel behandelt. Der Stich wird nicht als unangenehm empfunden, mitunter gelingt er sogar schmerzlos.

kennen. Der Gestochene empfindet die Behandlung deswegen kaum als unangenehm und oft gelingt der Einstich sogar schmerzlos. Je nach Akupunkturschule kommen während einer Behandlung nur eine, maximal 5, 10, 20 oder im Ausnahmefall bis zu 40 Nadeln zur Anwendung. Darauf folgt eine 20- bis 30-minütige Ruhephase. Die Nadeln verbleiben währenddessen an Ort und Stelle. Die Zahl der Behandlungen variiert sehr, je nach Akupunkturschule und Krankheitsbild.

Worüber wirkt Akupunktur?

Das topografische System von Akupunkturpunkten stammt aus der traditionellen chinesischen Heilkunde und findet in der westlichen Anatomie und Physiologie keine Entsprechung. Der Wirkmechanismus der Akupunktur ist ungeklärt, und wie bei vielen anderen Therapieverfahren gibt es dafür eine ganze Reihe von Kandidaten:

■ Die Stimulation von Schmerzrezeptoren im Bereich der Einstichstelle verändert die Aktivität verschiedener Teile des Nervensystems. Das könnte über ähnliche Mechanismen zu einer Schmerzlinderung führen wie bei anderen Formen der Reizbehandlung, etwa der Reflexzonenmassage oder Wärmeanwendungen.

■ Im Bereich der Einstichstelle werden vermehrt durchblutungsfördernde und schmerzdämpfende Botenstoffe ausgeschüttet.

■ Psychophysiologische Effekte, das heißt Mechanismen, bei denen seelische und körperliche Faktoren auf komplexe Art zusammenwirken. Der Anteil solcher Effekte an der Gesamtwirkung der Akupunktur scheint beträchtlich zu sein.

 IST AKUPUNKTUR EIN HYPERPLAZEBO?

Um den Anteil psychophysiologischer Effekte an der Wirkung der Akupunktur einzuschätzen, dienen unter anderem Studien, in denen eine Scheinakupunktur eingesetzt wird, das heißt Akupunktur mit speziell präparierten Nadeln, die nicht die Haut durchdringen und die in einem Röhrchen versteckt sind, sodass der Patient die Behandlung in der Regel nicht von einer echten Akupunktur unterscheiden kann. Erstaunliches Ergebnis solcher Studien war: Die Scheinakupunktur wirkt genauso gut gegen Schmerzen wie die echte Akupunktur und – jetzt kommt das eigentlich Verblüffende: Sowohl die echte als auch die Scheinakupunktur wirken besser gegen Schmerzen als die herkömmliche Behandlung mit Schmerzmedikamenten. Diese wiederum sind bekanntlich wirksamer als identisch aussehende Scheinmedikamente, Plazebos.

Wirksam und sicher

Die Zusammenschau der bisher verfügbaren wissenschaftlichen Studien zeigt, dass Akupunktur bei Menschen mit Arthrose Gelenkschmerzen lindern und Bewegungsfunktionen verbessern kann. Akupunktur ist ein relativ nebenwirkungsarmes und sicheres Behandlungsverfahren. Die häufigsten Nebenwirkungen der Aku-

---

INFO   Varianten der Akupunktur

Mikrosysteme

Außer der Verwendung von Nadeln haben diese modernen Behandlungstechniken nichts mit der klassisch chinesischen Methode gemein. Dazu zählen

- Ohrakupunktur
- Schädelakupunktur
- Mundakupunktur
- Handakupunktur

Varianten der Stimulation

Neben dem Nadeln gibt es auch andere Techniken, Akupunkturpunkte zu stimulieren, etwa durch

- Moxa auch Moxibustion. Das ist eine klassische Methode der chinesischen Medizin, bei der die Akupunkturpunkte mithilfe von brennendem Beifußkraut – etwa in Form einer Zigarre oder eines kleinen Kegels – erwärmt werden.
- Akupressur, dabei werden die Punkte mit einem Finger oder einem Stäbchen gedrückt oder massiert.

- Schröpfen (S. 61).
- Massage, wie beim Shiatsu.
- Elektroakupunktur, bei der mit Nadeln behandelt wird, durch die ein schwacher elektrischer Strom fließt.
- Laserakupunktur bei der Softlaserlicht eingesetzt wird.
- Stoßwellen, dabei können nicht nur Akupunkturpunkte stimuliert werden, sondern auch Triggerpunkte, das sind schmerzhafte Verhärtungen in der Muskulatur, über deren gezielte Behandlung eine Lockerung erreicht werden kann.
- Infrarotlicht.

Informationen zur wissenschaftlichen Beweislage bei Schröpfen und Massage finden Sie in den jeweiligen Kapiteln. Zu allen anderen genannten Varianten gibt es mangels aussagekräftiger Studien bislang keine zuverlässigen Wirksamkeitsnachweise zur Behandlung von Gelenkschmerzen.

punktur sind Schmerzen beim Setzen der Nadeln, geringfügige Blutergüsse und Blutungen. Schwerwiegende Komplikationen wie Infektionen, Organverletzungen und Todesfälle wurden zwar bereits berichtet, sind aber selten und beruhen in der Regel auf unsachgemäßer Handhabung der Nadeln. Vorsicht ist geboten bei Menschen mit Blutgerinnungsstörungen und bei der Einnahme blutgerinnungshemmender Arzneimittel.

Für die Elektroakupunktur gelten ähnliche Einschränkungen wie bei anderen Formen der Elektrotherapie (S. 65).

Zahlt die Kasse?

Unter bestimmten Voraussetzungen übernehmen die gesetzlichen Krankenversicherungen die Kosten für eine Akupunkturserie bei schmerzhafter Kniegelenkarthrose. Eine dieser Voraussetzungen ist, dass der akupunktierende Arzt die Zusatzbezeichnungen Akupunktur und spezielle Schmerztherapie führt und die Weiterbildung „Psychosomatische Grundversorgung" absolviert hat. Bei privaten Krankenversicherungen sind die Regelungen sehr unterschiedlich.

Schröpfköpfe und Blutegel

Man weiß, dass blutige Behandlungsverfahren ausgeprägte seelisch-körperliche Wirkungen entfalten können, und zwar unabhängig davon, ob sie einen direkten heilenden Effekt auf biologischer Ebene erzielen oder nicht. Die unmittelbar körperlichen Effekte, die bei uralten „Aus-

leitungsmethoden" wie dem Schröpfen oder der Blutegelbehandlung zu einer Linderung von Gelenkbeschwerden beitragen könnten, ähneln denen, die bei Reizbehandlungen diskutiert werden, wie bei der Reflexzonenmassage oder auch der Akupunktur. Beim Schröpfen könnte auch – ähnlich wie bei den eigentlichen Wärmeanwendungen – die Erwärmung der Haut eine Rolle spielen. Der Sog fördert zusätzlich die Hautdurchblutung. Blutegel geben zudem, nachdem sie sich einmal an der Haut festgebissen haben, biologisch aktive Substanzen ins Gewebe und ins Blut ab, denen unter anderem entkrampfende und entzündungshemmende Eigenschaften zugeschrieben werden. Ob das eigentliche Absaugen von Körperflüssigkeiten durch Schröpfköpfe oder Blutegel eine nennenswerte Rolle bei der Schmerzlinderung spielt, ist ungeklärt, auch wenn in alternativmedizinischen Kreisen oft anderes behauptet wird.

Schröpfen

Schröpfbehandlungen werden heute überwiegend von Heilpraktikern durchgeführt. Sie verwenden dazu bauchige Glasgefäße oder Saugballons. Das Schröpfglas wird zunächst von innen erhitzt, etwa indem man es über eine Flamme hält oder einen alkoholgetränkten Wattebausch darin anzündet. Der warme Schröpfkopf wird dann auf die befeuchtete Haut aufgesetzt. Durch das Abkühlen der heißen Luft im Glas entsteht ein Unterdruck. Dadurch

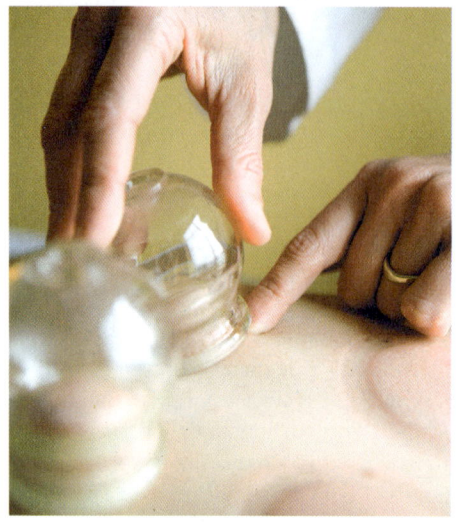 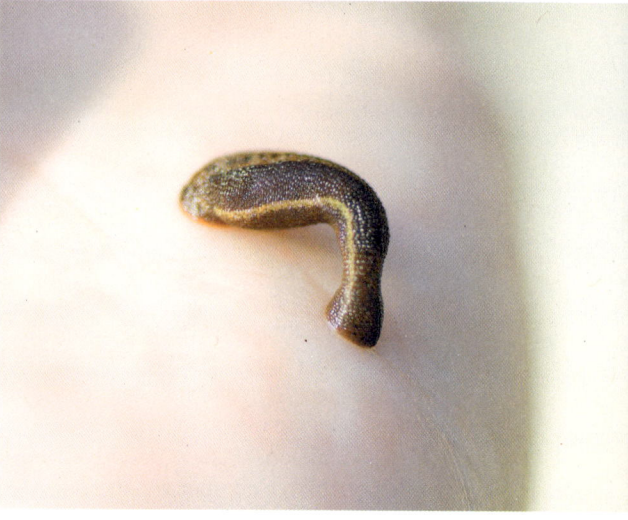

wird die Haut kräftig angesaugt. Die Behandlung dauert 10 bis 15 Minuten. Schröpfköpfe oder Saugballons können auch für eine Saugmassage verwendet werden. Das heißt, man schiebt das angesaugte Schröpfgefäß auf der eingeölten Haut hin und her. Beim blutigen Schröpfen wird die Haut vor dem Aufsetzen des Schröpfkopfs angeritzt. Durch den Sog fließen etwa 50 Milliliter Blut in das Schröpfglas. Die bisherigen Hinweise auf die Wirksamkeit der Methode bei Gelenkschmerzen bedürfen der weiteren Überprüfung in geeigneten Studien.

■ Risiken und Warnhinweise – Schröpfen kann schmerzhaft sein und unschöne, aber in aller Regel vorübergehende Blutergüsse hinterlassen. Bei falscher Handhabung kann es Verbrennungen der Haut nach sich ziehen. Das Anritzen der Haut beim blutigen Schröpfen ist mit einem gewissen Infektionsrisiko verbunden. Dem blutigen Schröpfen sollte unbedingt eine ärztliche Untersuchung einschließlich Bluttests und Blutdruckmessung vorausgehen. Tunlichst abzuraten ist unter anderen Menschen mit zu niedrigem Blutdruck, Kollapsneigung, gestörter Blutgerinnung oder Immunfunktion.

Blutegel

Gelenkerkrankungen sind einer der häufigsten Gründe für den Einsatz von Blutegeln. Studien ergaben Hinweise auf schmerzlindernde Effekte bei Arthrosepatienten. Die Würmer werden auf das schmerzende Areal aufgesetzt und beißen sich in der Haut fest. Das klingt fies, wird aber von erfahrenen „Wirten" als wenig schmerzhaft beschrieben, vergleichbar mit einem Mückenstich. Die Egel saugen sich etwa 20 bis 40 Minuten lang mit Blut voll und fallen dann von selbst ab. Aufgrund der gerinnungshemmenden Substanzen, die das Tier ins Gewebe abgibt, kommt es zu der erwünschten Nachblutung von etwa 10 bis 12, selten bis zu 24 Stunden Dauer.

■ Risiken und Warnhinweise – Bei korrekter Indikationsstellung und Handhabung ist die Behandlung mit Blutegeln relativ nebenwirkungs- und risikoarm. Das setzt allerdings die Beachtung einer ganzen Reihe von Warnhinweisen und Gegenanzeigen voraus. Von einer Selbstbehandlung ist abzuraten. Als mögliche Komplikationen der Blutegelbehandlung sind unter anderem Wundinfektionen, lang anhaltende Nachblutungen und allergische Reaktionen bekannt. Nicht geeignet ist die Blutegeltherapie unter anderem für Menschen mit Blutgerinnungsstörungen, Magengeschwüren, Immunschwäche und bekannten Allergien. Auch bei Kindern unter 14 Jahren und Schwangeren wird davon abgeraten.

Strahlentherapie

Unter dem Begriff Strahlentherapie versteht man die Krankenbehandlung mit ionisierender Strahlung. Das ist elektromagnetische Strahlung oder Teilchenstrahlung, die aufgrund ihrer energetischen Eigenschaften dazu in der Lage ist, Elektronen aus Atomen herauszukatapultieren und diese damit elektrisch aufzuladen. Der häufig dafür verwendete Begriff „radioaktive Strahlung" ist nicht korrekt, weil nur Materie radioaktiv sein kann, das heißt übersetzt strahlungsaktiv. „Röntgenstrahlung" bezeichnet nicht genau dasselbe wie „ionisierende Strahlung", wenngleich die Röntgenstrahlung einen großen Teil des Spektrums elektromagnetischer ionisierender Strahlung ausmacht.

Gerätegestützte Bestrahlung

Neben ihren klassischen Einsatzbereichen in der Krebstherapie wird die Strahlentherapie von manchen Ärzten auch in der Behandlung von Gelenkerkrankungen befürwortet. Sie vermuten, dass direkte Effekte der ionisierenden Strahlung auf den Körper zu einer bedeutsamen Schmerzlinderung, Entzündungshem-

mung und Durchblutungsförderung führen. Allerdings wurden bis heute nie klinische Studien durchgeführt, die das eindeutig belegen. Um das zuverlässig nachzuweisen, wären nämlich plazebokontrollierte Doppelblindstudien notwendig. Anders als bei vielen anderen nichtmedikamentösen Verfahren wären solche grundsätzlich auch durchführbar, wenn auch mit großem Aufwand. Eine derart aufwendige und sorgfältige Methodik wäre in diesem Fall besonders wichtig, nicht nur weil man bei der Bestrahlung mit potenziell schädigenden Effekten zu tun hat (Näheres s. unten), sondern auch, weil man weiß, dass bei Behandlungen, bei denen Hightech-Apparate im Spiel sind, der Plazeboeffekt (S. 45) besonders hoch ist. Sollte es sich bestätigen, dass direkte körperliche Effekte der Bestrahlung für die Schmerzlinderung verantwortlich sind, dann müsste im nächsten Schritt geprüft werden, ob der therapeutische Nutzen dem anderer, eventuell risikoärmerer Behandlungsverfahren überlegen ist. Direkte Rückschlüsse von der – gut belegten – Wirksamkeit der Radonbehandlung auf die apparative Strahlentherapie sind nicht möglich.

■ Wie hoch ist das Strahlenrisiko? In der Behandlung von Gelenkerkrankungen werden relativ niedrige Strahlendosen eingesetzt. Dass das Langzeitrisiko für Krebserkrankungen dadurch nennenswert beeinflusst wird, ist unwahrscheinlich, wenn auch nicht völlig ausgeschlossen. Die Strahlenbelastung an den Keimdrüsen –

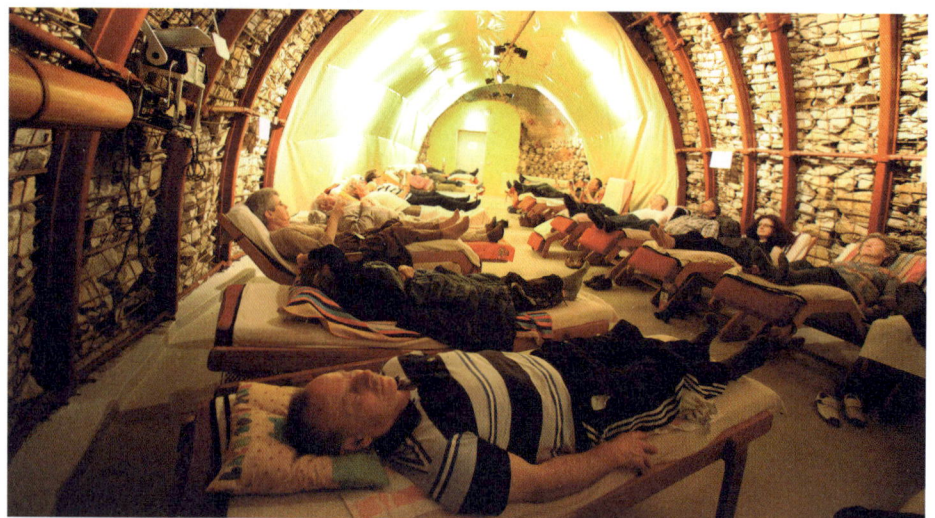

Hoden und Eierstöcken – entspricht bei einer Bestrahlungsbehandlung der oberen Extremitäten etwa der bei einer konventionellen Röntgenuntersuchung; bei Bestrahlungen von Hüfte oder Knie ist sie um ein Mehrfaches höher. Wegen des geringfügig erhöhten Risikos von Keimzellschädigungen schließen Strahlentherapeuten Patienten unter 30 Jahren und Patienten mit Kinderwunsch von der Bestrahlung aus. Die Schädigung anderer Organe durch niedrig dosierte Bestrahlungen ist sehr unwahrscheinlich.

Radonanwendungen

Schon mehrere hundert Jahre vor der Entdeckung des Edelgases Radon, einem radioaktiven Zerfallsprodukt von Radium, wurden radonhaltige Thermalwässer zu medizinischen Zwecken genutzt. Für eine Radon-Inhalationskur in Bad Gastein, Österreich, beispielsweise begeben sich die Patienten in einen Heilstollen, der eine hohe Luftfeuchtigkeit und in manchen Bereichen Temperaturen bis zu 41 °C aufweist; das heißt, therapeutische Prinzipien von Wärme (S. 54) und Bädern (S. 52) werden dort mit der Wirkung von Radon kombiniert. Das radioaktive Edel-

gas gelangt dabei gleichzeitig über die Atemwege und über die Haut in den Körper.

Die schmerztherapeutische Wirksamkeit von Radonanwendungen ist bei Arthrose, rheumatoider Arthritis und Psoriasis-Arthritis gut belegt. Der Wirkmechanismus der Behandlung ist noch weitgehend ungeklärt. Die bereits oben diskutierten Effekte ionisierender Strahlung könnten eine Rolle spielen und mittlerweile spricht vieles dafür, dass Radon darüber hinaus entzündungshemmend wirkt.

Die Kosten der Radonanwendungen im Rahmen einer Kur werden bei entsprechender Indikation von den gesetzlichen Krankenkassen übernommen. In Deutschland gibt es zehn Kurorte mit radonhaltigen Heilquellen, weitere europäische Radon-Kurorte sind unter anderem in Österreich, Tschechien und Polen.

■ Wie hoch ist das Strahlenrisiko?
Wie bei der gerätegestützten Strahlenbehandlung von Gelenkschmerzen liegt die Strahlenbelastung auch bei der Radontherapie im Niedrigdosisbereich. Die maximal im Rahmen einer Heilstollenkur

LINKS In Heilstollen kommt zur Wirkung des Radons noch einen hohe Luftfeuchtigkeit und in manchen Bereichen Temperaturen bis zu 41°C als Therapiekomponenten hinzu.

erreichte Strahlendosis liegt unter der durchschnittlichen natürlichen Strahlenexposition. Ob solche niedrigen Strahlendosen überhaupt mit einem bedeutsamen gesundheitlichen Risiko verknüpft sind, ist unklar. Vom ungünstigeren Fall ausgehend würde man sein Risiko für Lungenkrebs durch eine vierwöchige Radon-Inhalationskur um etwa 0,1 Prozent erhöhen, das heißt um nur einen Bruchteil des allgemeinen Lungenkrebsrisikos, das bei etwa 4 Prozent liegt. Bei den radonhaltigen Bädern ist die Strahlenbelastung noch viel geringer als bei den Inhalationsbehandlungen. Bei Menschen mit Schilddrüsenüberfunktion, einer akuten Infektion oder Krebserkrankungen sowie bei Schwangeren, Kindern und Jugendlichen sollte von der Radonbehandlung abgesehen werden.

Elektro- und Magnettherapien

Verschiedene Wirkmechanismen von elektro- und magnettherapeutischen Schmerzbehandlungen werden diskutiert. Möglicherweise sind dabei ähnliche biologische Effekte im Spiel wie bei anderen Formen der Reizbehandlung, etwa mit Capsaicin (S. 106) oder Temperaturreizen (S. 53). Allerdings ist für keines der hier besprochenen Verfahren zweifelsfrei bewiesen, dass es über solche direkten Effekte von Elektrizität oder Magnetfeldern auf das Nervensystem schmerzlindernd wirkt und nicht an erster Stelle über psychophysiologische (seelisch-körperliche). Im Folgenden finden Sie eine Auswahl von Verfahren, die auf einem biologisch plausiblen Konzept beruhen und für die in Studien zumindest Hinweise auf schmerztherapeutische Wirksamkeit gefunden wurden. Diathermie- und Hochfrequenzbehandlungen beruhen zwar auf elektromagnetischen Wechselfeldern, wirken aber vor allem über Wärmebildung. Sie sind deshalb nicht hier, sondern im Kapitel Wärmebehandlungen aufgeführt (S. 54).

Elektrotherapie

Elektrotherapie, auch als Reizstrombehandlung bezeichnet, wird unter anderem bei Schmerzen des Bewegungssystems eingesetzt. Elektrotherapeutische Verfahren, die dabei von Bedeutung sind:

Gleichstrom-Verfahren
- Galvanisation, bei der es sowohl Trockengalvanisationsverfahren als auch hydrogalvanische Verfahren (Bäder, bei denen der Strom durch das Badewasser geleitet wird; Hydrogalvanisches Vollbad = Stangerbad; Hydrogalvanisches Teilbad = Zellenbad) gibt.
- Iontophorese: Der Strom wird dazu verwendet, Medikamente, wie etwa Lokalanästhetika (S. 110) oder NSAR (S. 86) etwas tiefer in die Haut zu transportieren als bei der herkömmlichen äußerlichen Anwendung.

Niederfrequenzstrom-Verfahren
Sie beruhen auf einer Aktivierung von Nervenfasern durch gepulste Ströme.

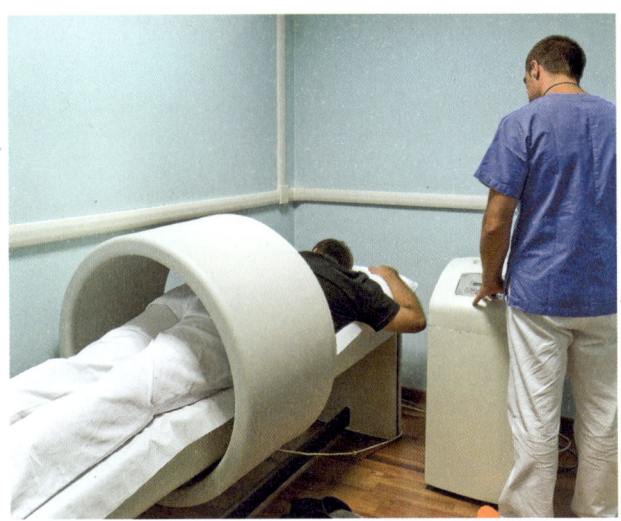
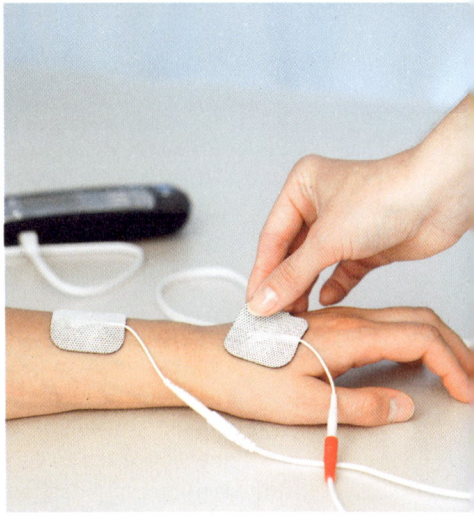

- Diadynamische Ströme: Gleichgerichtete Wechselspannung erzeugt Niederfrequenzströme mit zusätzlichen Wirkkomponenten der Galvanisierung.
- Transkutane elektrische Nervenstimulation (TENS): Wechselströme, die bidirektional schwingen, das heißt Plus und Minus der Elektroden kehren sich in schnellem Wechsel um. Tragbare, batteriebetriebene Geräte.

VORSICHT BEI BILLIGANGEBOTEN!

Elektrotherapiegeräte zur Eigenbehandlung, z. B. mit TENS (transkutane elektrische Nervenstimulation), werden teilweise zu Spottpreisen im Internet gehandelt. Hier ist beim Kauf Vorsicht geboten, weil man nicht alle Geräte als sicher einstufen kann. Hitzeschäden etwa können nur zuverlässig vermieden werden, wenn diese Geräte bestimmten physikalischen Anforderungen entsprechen und sie korrekt angewandt werden. Lassen Sie sich also lieber von Ihrem Arzt oder Physiotherapeuten ein Gerät empfehlen und dessen Handhabung in Ruhe erklären. Viele Schmerzpraxen und -kliniken bieten Leihgeräte an.

Magnettherapie

Man kann magnettherapeutische Verfahren grob einteilen in statische und dynamische Verfahren:

- **statisch**

Bei den statischen Verfahren werden Dauermagnete in die Nähe des Körpers gebracht. Zu diesen Verfahren zählen unter anderem auch Magnetarmbänder und Matratzen mit eingearbeiteten Magneten. In Doppelblindstudien zeigten solchen Verfahren keinen Vorteil gegenüber einer Scheinbehandlung.

- **dynamisch**

Diese Verfahren beruhen auf bewegten oder pulsierenden Magnetfeldern, entweder aus bewegten Dauermagneten oder aus Elektromagneten. Dazu zählen unter anderem fest in einer Praxis oder Klinik installierte Großgeräte, mit denen verschiedene Körperregionen behandelt werden können, oder magnetische Fußmatten zur Behandlung der Füße. In Doppelblindstudien bei Patienten mit Kniearthrose waren dynamische Magnettherapieverfahren einer Scheinbehandlung überlegen. Insgesamt ist die Studienlage jedoch wider-

LINKS Für die Magnettherapie werden verschiedene Verfahren eingesetzt. Die Wirksamkeit ist allerdings bestenfalls widersprüchlich.
RECHTS Bei der transkutanen elektrischen Nervenstimulation (TENS) werden Wechselströme zur Schmerzlinderung eingesetzt. Wichtig ist, auf sichere Geräte zu achten.

sprüchlich. Weitere Forschung ist notwendig, um verlässliche Aussagen über die Wirksamkeit bei Gelenkschmerzen zu machen. Eine verbreitete Variante der Behandlung mit dynamischen Magnetfeldern ist die pulsierende Signaltherapie. Damit soll die Knorpelbildung im Gelenk stimuliert werden. In Studien war diese Methode jedoch nicht wirksamer als eine Scheinbehandlung.

■ Risiken und Warnhinweise – Bei korrekter Indikationsstellung und Anwendung sind die hier aufgeführten Verfahren als nebenwirkungs- und risikoarm einzuschätzen. Schmerzen treten bei richtiger Anwendung nicht auf. Bei den meisten Elektrotherapieverfahren ist während der Behandlung allenfalls ein leichtes Kribbeln oder Elektrisieren zu spüren.

Um Hautverätzungen zu vermeiden, werden bei Gleichstrombehandlungen dicke Viskoseschwämme zwischen Elektrode und Haut platziert. Bei fast allen Stromformen kann es bei falscher Anwendung

zu Schmerzen und im Extremfall zu Hitzeschäden kommen. Bei Empfindungsstörungen im behandelten Bereich, bei Menschen mit Demenz und bei Kindern sollte keine Elektrotherapie angewandt werden. Bei metallischen Prothesen, etwa des Hüftgelenks, ist von bestimmten Formen der Magnet- oder Elektrotherapie abzuraten. Für Herzschrittmacherträger sind viele dieser Verfahren mit einem erheblichen Risiko verbunden und sollten daher unterlassen werden.

Zahlt die Krankenkasse?

Die Kosten für ärztlich verordnete elektrotherapeutische Verfahren im Rahmen der ambulanten oder stationären Schmerztherapie werden in der Regel von den gesetzlichen Krankenkassen übernommen. Für die Eigenbehandlung mit TENS gibt es in der Regel einen Pauschalbetrag, der zumindest einen Teil der Behandlungskosten abdeckt. Bei Magnettherapien sind die Regelungen je nach Kasse, Indikation und Verfahren sehr unterschiedlich.

HILFSMITTEL

In diesem Kapitel geht es um Gegenstände, die Ihnen das Leben mit schmerzenden und bewegungseingeschränkten Gelenken erleichtern sollen. Die Vielzahl unterschiedlicher Hilfsmittel, die bei Gelenkerkrankungen unter Umständen infrage kommen, sind im Folgenden eingeteilt in

■ Unterstützende Gerätschaften, die beim Gehen und anderen Alltagsaktivitäten helfen
■ Gelenkstützende und -führende Hilfsmittel, wie Bandagen oder Orthesen
■ Gelenkfreundliche Schuhe einschließlich spezieller Absätze und Einlagen.

RECHTS Ob Holzstock oder Mehrfußgehhilfe, nutzen Sie Hilfsmittel immer wenn nötig, aber üben Sie weiter Gang- und Standsicherheit, nur dadurch können Sie Selbstwirksamkeit erfahren und in der Schmerztherapie nutzen.

So viel wie nötig, so wenig wie möglich

Orthopädische Hilfsmittel wurden in den letzten zehn Jahren immer häufiger von Ärzten verordnet. Vermutlich trägt der demografische Wandel mit einem wachsenden Anteil älterer Menschen an der Gesamtbevölkerung zu dieser Entwicklung bei. Dass die Hersteller von Hilfsmitteln darin ein lukratives Zusatzgeschäft wittern und diesen Trend möglicherweise zusätzlich anheizen, lässt sich aus der mittlerweile allgegenwärtigen Werbung für verschiedene Hilfsmittel vom Rollator bis zum Treppenlift erahnen. Für die meisten Hilfsmittel ist jedoch nicht durch geeignete Studien geklärt, ob sie einen entscheidenden Einfluss auf den Verlauf einer Arthrose haben.

Selbstwirksamkeit erhalten

Man könnte meinen, der Einsatz orthopädischer Hilfsmittel könne kaum schaden und sei deswegen großzügig zu handhaben. Dem widersprechen viele Experten, vor allem, weil jedes Zuviel an Hilfsmitteln mehr schadet als nützt. Wer beispielsweise ohne Gehhilfe noch einigermaßen zurechtkommt, ist in vielen Fällen besser beraten, seine Gang- und Standsicherheit durch Physiotherapie und sportliches Training zu verbessern, als auf Gehstützen oder Rollator umzusteigen, denn daran kann man sich schnell so sehr gewöhnen, dass man das freihändige Gehen und Stehen auf zwei Beinen vollends verlernt. Eine andere nicht zu unterschätzende

Gefahr ist, dass man mit dem Gebrauch des Hilfsmittels das Gefühl von Kranksein verstärkt. Damit nimmt man sich selbst viele Gelegenheiten, Selbstwirksamkeit (S. 68) zu erfahren. Das heißt, man untergräbt einen der wichtigsten Grundpfeiler der Schmerztherapie. Zu einer solch ungünstigen Dynamik tragen auch die Mitmenschen des Betroffenen bei, die – etwa angesichts eines Rollators oder einer Orthese – denken „Oje – dem geht es aber schlecht; den muss ich jetzt bei möglichst vielen Verrichtungen unterstützen". Diese Art der „Unterstützung", etwa durch den Lebenspartner, trägt aber mit hoher Wahrscheinlichkeit zur Chronifizierung der Schmerzen bei (Näheres S. 16).

Fazit: Sich auf Hilfsmittel so viel wie nötig und so wenig wie möglich stützen.

Auch hier ist wieder die wichtigste Frage: „Was hilft mir, mich mit mehr Freude, Leichtigkeit und damit letztlich auch regelmäßiger und konsequenter zu bewegen – im Beruf, in der Freizeit und im Rahmen meiner Bewegungsübungen?"

Ihr Orthopäde kann Ihnen erklären, welche Hilfsmittel bei Ihrer individuellen Gelenksituation überhaupt infrage kommen. In manchen Situationen, etwa im Anschluss an eine Gelenkoperation, sind bestimmte Hilfsmittel zur Gelenkentlastung und zum Schutz vor ungünstigen Bewegungsabläufen für eine gewisse Zeit unverzichtbar. In manchen Fällen kann es sinnvoll sein, im Rahmen der Ergotherapie

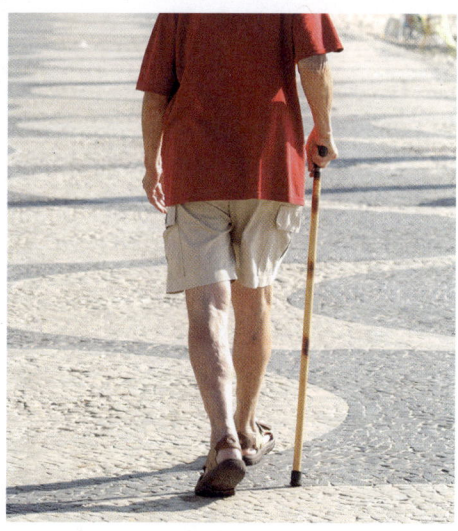 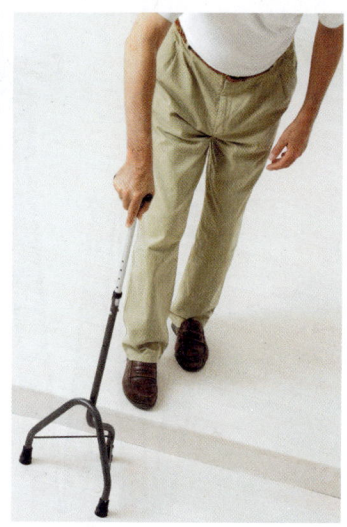

(Näheres S. 123) mit verschiedenen Hilfsmitteln zu experimentieren und dabei herauszufinden, was für die Bewältigung Ihres Alltags wirklich hilfreich und notwendig ist.

Gerätschaften wie Orthesen und Gehhilfen müssen unbedingt fachgerecht an Ihre Körperform und -größe angepasst werden, um unangenehme Nebenwirkungen wie Druckstellen oder Fehlhaltungen zu vermeiden.

Zahlt die Krankenkasse?

Eine unangenehme Nebenwirkung mancher Hilfsmittel betrifft Ihren Geldbeutel. Besonders, wenn es um kostspielige Dinge wie maßangefertigte orthopädische Schuhe oder Hightech-Gehhilfen geht und die Krankenkasse die Kosten dafür nicht übernimmt, sollten Sie sich nicht scheuen, Ihren Arzt zu fragen, „Ist das unbedingt notwendig?", „Wenn ja, welchen konkreten Nutzen und Vorteil gegenüber anderen Behandlungsansätzen kann ich davon erwarten?" und „Gibt es kostengünstigere und ebenso nützliche Alternativen?". Ganz wichtig ist auch hier immer die Frage: „Wie kann ich selbst dazu bei

tragen, dass sich meine Beweglichkeit – mit oder ohne Hilfsmittel – verbessert?"

Die gesetzlichen Krankenkassen übernehmen die Kosten für Hilfsmittel unter bestimmten Voraussetzungen; beispielsweise, wenn sie „zur Vermeidung von Krankheit, Behinderung oder Pflegebedürftigkeit beitragen". Das unterliegt allerdings einem breiten Ermessensspielraum, der im konkreten Fall, je nach angefordertem Hilfsmittel und je nach Krankenversicherung, sehr unterschiedlich weit ausgeschöpft wird. Manche Hilfsmittel, wie Gehhilfen, werden auch von Krankenkassen verliehen.

Gehhilfen und andere unterstützende Geräte

Vor allem bei Knie- und Hüftgelenkschmerzen kann die Entlastung durch eine Gehhilfe notwendig werden. Die Varianten sind schier unbegrenzt. Es gibt beispielsweise Gehstöcke mit anatomisch geformtem Handgriff, die vor allem für Menschen sinnvoll sind, deren Gelenkbeschwerden neben Knien oder Hüften auch die Hand- oder Fingergelenke betreffen.

Wer seinen Stock nur gelegentlich braucht und gerne auch mal in Tasche

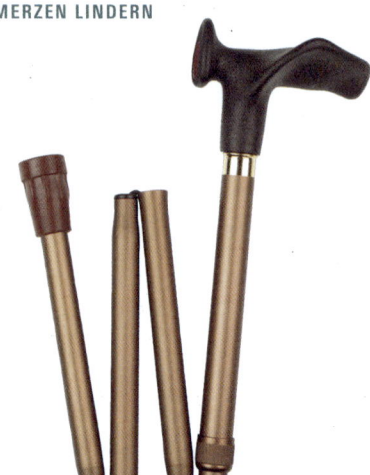
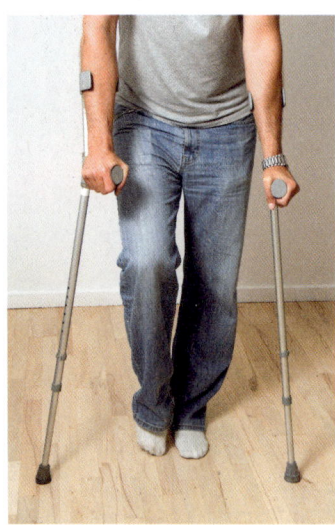

Klappstock, Unterarmstütze, Rollator oder Orthese, kein Hilfsmittel ist für jede Situation und für jeden passend. Lassen Sie sich in Ruhe beraten, womit in Ihrer Situation der größte Nutzen zu erzielen ist.

oder Rucksack verstaut, dem mag eher ein zusammenklappbarer Gehstock oder ein Teleskopstock zusagen. Es gibt sogar Klappstöcke, die man zu einer Sitzgelegenheit entfalten kann, ideal für Open-Air-Veranstaltungen ohne Bestuhlung. Der Begriff Mehrfußgehhilfe ist selbsterklärend; der untere Abschnitt der Gehhilfe besteht dabei aus drei oder mehr Beinen und schützt so vor seitlichem Wegkippen.

Unterarm- und Achselstützen

Unterarmgehstützen – unschön auch als Krücken bezeichnet – gibt es ebenfalls mit anatomisch geformten Handgriffen. Bei einer – entsprechend teuren – Edelvariante ist der Abschnitt, in dem der Oberarm liegt, etwas nach hinten versetzt. Manche schwören darauf, andere kommen mit der klassischen Version sogar besser klar.

Achselstützen kommen nur im Ausnahmefall als Alternative zu den Unterarmgehstützen infrage, etwa wenn neben dem Bein auch die Ellbogen oder Handgelenke entlastet werden sollen. Nachteil dieser Variante ist, dass der Auflagedruck in der Achselhöhle bei dauerhaftem Gebrauch Gefäße und Nerven schädigen kann.

Ein bisschen Übung

Das Gehen mit Unterarmgehstützen, aber auch mit einem gewöhnlichen Gehstock braucht ein bisschen Übung. Der Gehstock wird im Gleichtakt mit dem betroffenen Bein bewegt und aufgesetzt. Ob allerdings, wie immer wieder behauptet, die Entlastung des betroffenen Gelenks besser ist, wenn man den Gehstock auf der gesunden Seite hält, ist unter Fachleuten umstritten. Ihr Physiotherapeut oder Ergotherapeut hilft Ihnen beim Üben und zeigt Ihnen auch, wie Sie mit Gehhilfe problemlos die Treppe hoch und runter kommen.

Schutz vor Stürzen

Das Rad ist längst erfunden und kann auch zur Entlastung kranker Gelenke dienen. Wer schon lange auf eine Gehhilfe angewiesen ist und für den Gehstöcke keine ausreichende Gangstabilität mehr bieten, der kann auf einen Rollator umsteigen. Besonders geeignet sind solche fahrbaren Stützen für ältere Menschen, die – oft zusätzlich zu Gelenkschmerz und -steifigkeit – in ihrer Gang- und Standsicherheit eingeschränkt und dadurch einem erhöhten Sturz- und Verletzungsrisiko ausgesetzt sind.

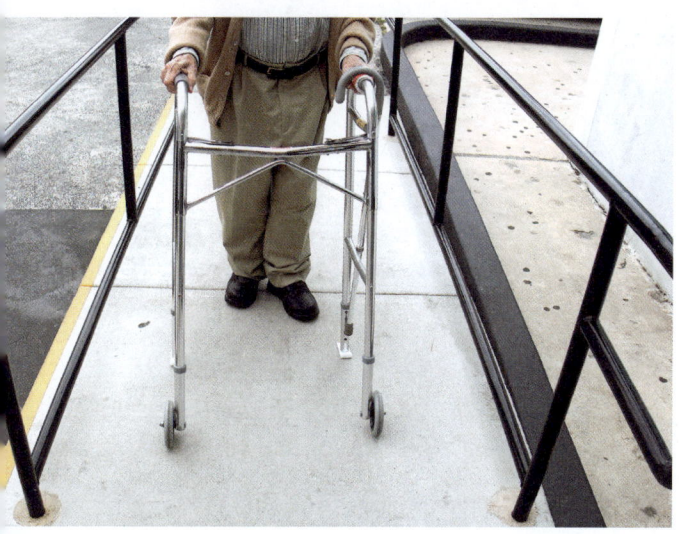
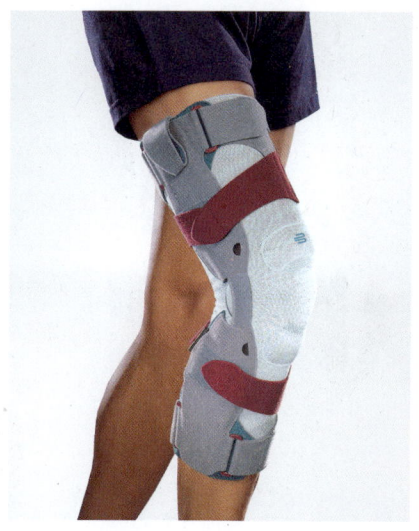

Rollen statt tragen

Natürlich können Sie nicht nur ihren Körper rädergestützt von A nach B bewegen; für Reisegepäck und Einkäufe etwa sind rollende Koffer und Taschen heute völlig selbstverständlich geworden. Denken Sie auch an die Möglichkeit, in Ihrer Wohnung die schwersten Lasten mit Rädern zu versehen. Dazu könnte etwa der gute alte Servierwagen dienen oder auch ein fahrbarer Wäschekorb. Setzen Sie schwere Pflanzentröge auf fahrbare Untersätze, dann erleichtert das die Bodenreinigung und den Umzug der Balkonpflanzen ins Winterquartier. Auch bei der Gartenarbeit gibt es viele Lasten, die sich auf Rädern gelenkschonender transportieren lassen als zu Fuß; halten Sie dafür Ihre Schubkarre einsatzbereit. Mit ein bisschen Nachdenken kommen Sie sicher auf viele weitere gelenkschonende Hilfsmittel wie das Werkzeug zum Lösen festsitzender Schraubverschlüsse, die Greifzange, die Ihnen das Bücken erspart, oder vielleicht erfinden Sie noch etwas Besseres.

Orthesen und Bandagen

Es gibt sehr viele unterschiedliche Hilfsmittel, mit denen man ein Gelenk entweder vorübergehend in einer bestimmten Position halten oder dessen Bewegungen in einem gewissen Rahmen begrenzen kann. Solche Stützbandagen oder -geräte kann man auch als Orthesen bezeichnen. Dazu zählen unter anderem Gerätschaften, die das betroffene Gliedmaß wie eine Schiene umschließen und die man im Bereich des betroffenen Gelenks beugen und strecken kann. Orthesen und deren polsternde Innenauskleidung werden aus sehr unterschiedlichen Materialien – entweder serienmäßig oder maßangepasst – hergestellt, aus mehr oder weniger elastischen Geweben, Silikon, verschiedenen Kunststoffen oder Faserwerkstoffen, etwa Glasfaser. Es gibt Hinweise darauf, dass manche Arthrosepatienten vom Gebrauch einer Orthese oder elastischen Kniebandage profitieren können.

Bandagen können möglicherweise über eine Aktivierung von Druckfühlern in der Haut die Wahrnehmung der Gelenkstellung verbessern; das wiederum könnte über komplexe Regelprozesse im Nervensystem eine gewisse Schmerzreduktion bewirken. Dies ist aber eine bislang noch nicht ausreichend belegte Vermutung. Ob und wenn ja, welche Art

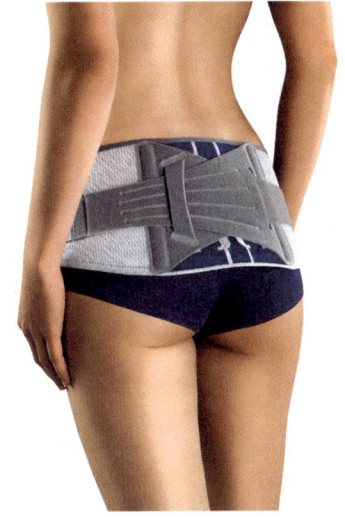
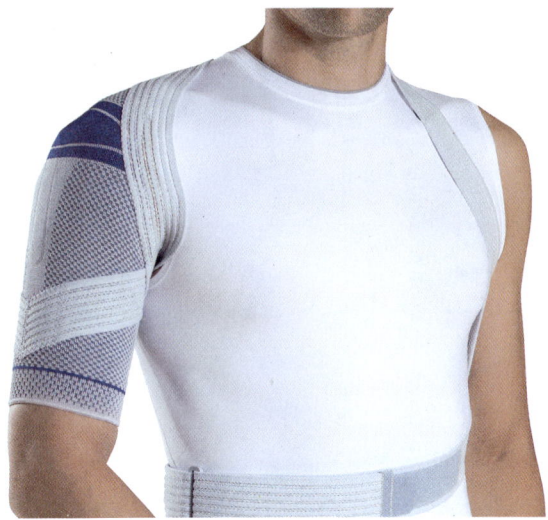

von Orthese geeignet ist, hängt vom betroffenen Gelenk und der Schwere der Arthrose ab.

Schuhe

Mit geeignetem Schuhwerk kann man Schmerzen vermeiden; wer schon einmal barfuß oder mit High Heels querfeldein gegangen ist, weiß, wovon die Rede ist. Grundsätzlich kommen spezielle Schuhe, Einlagen, Sohlen oder Absätze bei Arthrose der Fuß-, Zehen-, Sprung-, Knie-, Hüft- und Wirbelsäulengelenke infrage. Das heißt aber nicht, dass alle Menschen, die mit diesen Gelenken Schwierigkeiten haben, sich ab sofort nur noch mit maßgeschneiderten orthopädischen Bergstiefeln durch die Welt bewegen dürfen.

Auch hier gilt: So viel wie nötig, so wenig wie möglich und probieren geht über studieren.

Und: Sie müssen auch nicht gleich neue Schuhe kaufen; viele Zurichtungen – von der Abrollhilfe bis zu den Pufferabsätzen – können in fast jeden Schuh eingebaut werden, auch in elegantere Modelle.

KLEINES EINMALEINS DES SCHUHTUNINGS

- Unter dem Begriff der Abrollhilfe oder Sohlenrolle werden verschiedene Varianten der Sohlenversteifung zusammengefasst. Sie bewirkt, dass der betroffene Teil des Fußes beim Abrollen der Sohle kaum abknickt und dadurch entlastet wird. Viele Sportschuhe, besonders Laufschuhe, haben von sich aus eine Abrollhilfe.

- Auch mit einer speziellen Einlage können die betroffenen Teile des Fußes entlastet werden.

- Pufferabsätze federn Stöße beim Auftreten mit der Ferse ab und sollen Knie, Hüfte und Wirbelsäule schonen.

- Außenranderhöhungen bei O-Beinen und Innenranderhöhungen bei X-Beinen sollen zu einer Entlastung der entsprechenden Abschnitte des Kniegelenks beitragen.

- Schuherhöhungen kommen für Menschen mit einer ausgeprägten Beinlängendifferenz infrage und können möglicherweise zur Vermeidung von Wirbelsäulenschmerzen beitragen.

LINKS Kniebandagen sind bekannt, aber auch für den Lenden-
bereich, die Schulter und anderes gibt es spezielle Bandagen,
der Einsatz ist individuell und der Wirksamkeitsnachweis noch
nicht erbracht.

ENTSPANNUNG, STRESSREDUKTION, PSYCHOTHERAPIE

Vielleicht haben Sie schon einmal erlebt,
wie wohltuend es ist, nach einer langen
Wanderung oder nach dem Skifahren einfach die schmerzenden Beine hochzulegen,
vielleicht in einer heißen Badewanne oder
am prasselnden Kaminfeuer. Entspannung
kann Gelenkschmerzen lindern und die Beweglichkeit verbessern, besonders wenn
eine Verspannung oder Dauerbelastung
der Muskeln vorliegt. Schmerzen bei Arthrose stammen oft nicht unmittelbar aus
dem Gelenk, sondern aus den umgebenden Weichteilen, also Bändern, Sehnen
und Muskeln. Zudem können sich bei
lang anhaltenden Gelenkschmerzen Ner-
venverschaltungen im Rückenmark und
im Gehirn so verändern, dass der Schmerz
sich teilweise oder vollständig vom Geschehen im betroffenen Körperteil abkop-
pelt und gewissermaßen verselbststän-
digt. Ungünstige Stressverarbeitungsmus-
ter begünstigen eine solche Entwicklung.
Näheres dazu erfahren Sie in den folgenden Abschnitten.

Längerfristig kann Entspannung dabei
helfen, Stress zu reduzieren und sich damit günstig auf die seelische und körperliche Gesamtverfassung auswirken. Das
wiederum trägt zu einer veränderten
Schmerzwahrnehmung bei. Dadurch lassen in der Regel auch Gelenkschmerzen
nach oder treten weniger häufig in Er-
scheinung.

Was genau ist eigentlich Stress?

Alle haben ihn, viele stöhnen darüber,
doch wer kann genau erklären, was es
eigentlich ist, Stress? Der englische Begriff „stress" bedeutet Anspannung,
Druck, Belastung. In den 1930er Jahren
beschrieb der Mediziner Hans Selye ein
komplexes Reaktionsmuster des Körpers
auf Extrembelastungen und nannte es
Stress. Wird im Gehirn Gefahr erkannt,
etwa beim Anblick eines wilden Tiers,
dann wird schlagartig der Sympathikus
aktiviert, ein Teil des autonomen Nervensystems. Stresshormone werden ausgeschüttet. Das wiederum führt zu einer
ganzen Kaskade körperlicher Veränderungen. So schlägt beispielsweise das Herz
schneller und pumpt das Blut mit höherem Druck durch die Adern, Energiereser-
ven werden mobilisiert, die Muskeldurch-
blutung steigt und das Blut wird gerin-
nungsfähiger, um eventuelle Blutungen
schnell zu stillen. So wird der Körper auf
Maximalleistung vorbereitet, auf kämpfen
oder fliehen, um zu überleben.

Dauerstress macht krank

Für Tiere in freier Wildbahn ist Stress wie
für unsere urgeschichtlichen Vorfahren
lebensnotwendig, denn er hilft ihnen, in
brenzligen Situationen ihre Haut zu retten.
Stress an sich ist nichts Schlechtes, sondern etwas, was Kräfte mobilisiert und
unsere Vitalität erhält. Wenn man davon
spricht, dass Stress krank machen kann,

dann ist genau genommen nicht der Stress an sich gemeint, sondern eine dauerhafte biologische Fehlregulation, die verhindert, dass man sich nach einer starken Belastung wieder ausreichend regeneriert. Es ist also nicht unbedingt die Stärke der Stressreaktion und auch nicht die Häufigkeit der stressauslösenden Ereignisse (Stressoren) alleine, was Dauerstress zum Gesundheitsrisiko macht.

STRESS IST INDIVIDUELL

Was einer als belastend erlebt, empfindet ein anderer als anregend – Stress ist eine biologische Schutzreaktion, die je nach Situation lebensrettend, vitalisierend oder auch gesundheitsschädlich wirken kann. Zudem ist es von Mensch zu Mensch sehr unterschiedlich, was als

Stress empfunden wird. Hier nur wenige Beispiele für potenzielle Stressoren (Stressauslöser):

- unfreiwillig auf sehr engem Raum zusammenleben
- Einsamkeit, Mangel an menschlicher Nähe
- Lärm
- Schmerzen
- Schlafmangel
- Bewegungsmangel
- Hunger
- Durst
- Über- oder Unterforderung
- Konfrontation mit Krankheit, Alter und Tod
- Streit mit Kollegen oder in der Beziehung
- und sogar verliebt sein!

TIPP   Was hilft mir, zu entspannen?

Versuchen Sie herauszufinden, was Ihnen guttut, was Ihnen persönlich hilft, sich zu entspannen. Das können sehr unterschiedliche Dinge sein: in die Sauna gehen, in einem Chor singen, ein Bild malen, im Garten arbeiten und vieles mehr.

Machen Sie sich aber auf keinen Fall zusätzlichen Stress, indem Sie sich ein völlig unrealistisches „Entspannungspensum" auferlegen.

Ein übervoller Terminkalender ist für viele Stressor Nummer eins. Planen Sie genügend Pausen ein, in denen Sie

nichts vorhaben. Das gilt ganz besonders auch für Arbeitsphasen, in denen scheinbar keine Zeit für Verschnaufpausen bleibt. Schieben Sie Erholungspausen nicht auf die Zeit, in der Sie alles erledigt haben.

Tun Sie das, was Sie tun, möglichst oft mit Muße und ohne Zeitdruck. Manchen gelingt es auf diese Weise, sogar den Abwasch oder den Gang zum Briefkasten als Entspannungsübung zu nutzen. Derart Geübte erleben ihren Alltag oft in einem entspannteren Zustand als zuvor.

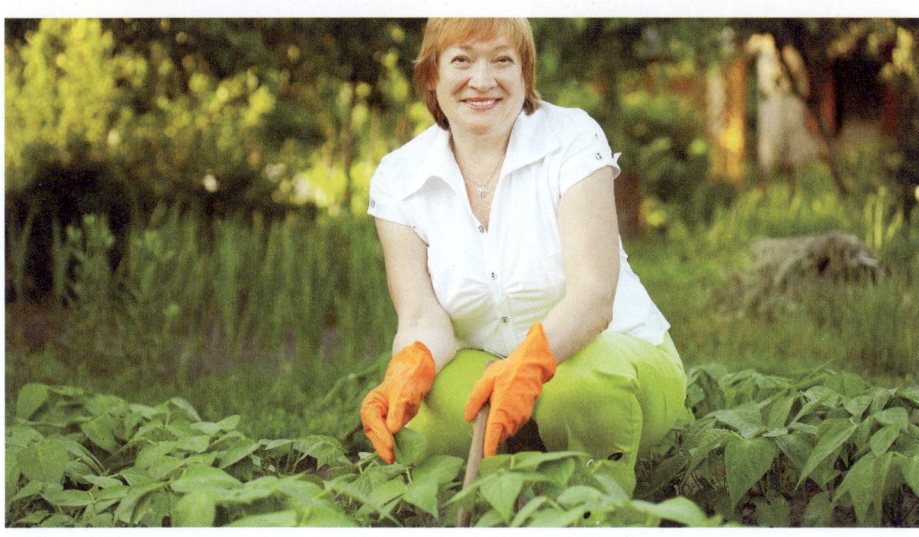

Fehlregulation im Gehirn

Es ist individuell sehr unterschiedlich, was als Stressor wirkt und was nicht. Bereits in einer sehr frühen Phase der Gehirnentwicklung, vermutlich schon vor der Geburt, werden entscheidende Weichen dafür gestellt, wie empfindlich jemand auf mögliche Stressauslöser reagiert und wie ausgeprägt und anhaltend die Stressreaktion ausfällt. Kinder, die überschießend auf Stressreize reagieren, haben ein erhöhtes Risiko, zu einem späteren Zeitpunkt eine psychische oder psychosomatische Erkrankung wie weitverbreitete Schmerzen (S. 19) oder Suchterkrankungen zu entwickeln. Eine Folge dieser Erkrankungen ist, dass der Körper nun noch mehr Stress ausgesetzt ist. Eine solche Fehlregulation bringt ein erhöhtes Risiko unter anderem für Herzerkrankungen, Bluthochdruck und Diabetes. Auch das Risiko, dass Gelenkschmerzen in eine chronische Schmerzerkrankung (S. 16) münden, ist dann erhöht.

Der Sympathikus wird bei Stress aktiviert und gleichzeitig wird dessen Gegenspieler, der Parasympathikus, gehemmt. In einer entspannten Situation ist es genau andersherum, der Parasympathikus dominiert, der Herzschlag und die Atmung werden dadurch langsamer und gleichmäßiger, die körpereigene Abwehr gegen Krankheitserreger wird mobilisiert, die Muskeln entspannen sich und der ganze Körper stellt sich auf Kräftetanken und Regeneration ein. Diesen Zustand kann man als Ausgleich zum Stresserleben nutzen.

Inseln der Entspannung schaffen

Entspannungsübungen, regelmäßige Bewegung oder das Pflegen von Freundschaften fördern einen gesunden Umgang mit Stress. Entspannungsverfahren können auch dazu dienen, eine andere Haltung gegenüber dem eigenen Körper und dem Schmerz einzuüben, ihn eher anzunehmen, so wie er gerade ist, anstatt sich darüber zu ärgern und so noch mehr Stress und Anspannung hervorzurufen. Für alle Entspannungsverfahren gilt, dass sie regelmäßiges Üben erfordern, anfangs unter Anleitung und später selbstständig. Nach einer gewissen Zeit können die Übungen in Alltagssituationen angewandt werden, um anders mit Stress und mit Schmerzen umzugehen. Unter Entspannungsübungen können Schmerzen zurückgehen, gleich stark bleiben oder – in den ersten Übungseinheiten – manchmal stärker werden. Es geht bei diesen Übungen nicht nur um unmittelbare Schmerzlinderung, sondern auch darum, langfristig einen Weg zu finden, anders mit den Schmerzen umzugehen, den Körper wahrzunehmen und sich Phasen des Nichtstuns zu gönnen. Entspannung spielt auch bei einer Reihe von schmerztherapeutischen Methoden eine wichtige Rolle, die an anderer Stelle in diesem Buch beschrieben sind, wie Bewegung und Gymnastik (S. 33), Wärmeanwendungen (S. 54) und Bäder (S. 52).

INFO   Entspannungsverfahren in Stichworten

Progressive Muskelentspannung

- Das gängigste und wissenschaftlich am besten untersuchte Entspannungsverfahren im Rahmen der Therapie chronischer Schmerzen.
- Durch gezieltes Anspannen und Entspannen bestimmter Muskelgruppen (z. B. Faust ballen und wieder loslassen) wird die Fähigkeit trainiert, diese Muskeln gezielt zu entspannen.

Autogenes Training

- Unterstufe: Man erreicht einen Entspannungszustand, indem man sich selbst im Liegen oder Sitzen Eigenschaften von Entspannung suggeriert, wie Schwere der Glieder, Wärme und ruhige Atmung.
- Oberstufe: meditationsähnlich unter anderem mit Visualisierungstechniken und Elementen aus der Psychoanalyse.
- gegenüber anderen Entspannungsverfahren, Biofeedback (S. 80) und Hypnose (S. 81) unterlegen.
- Vorteile: Breite Verfügbarkeit und in der Regel Kostenübernahme durch die Krankenkasse.

Vorstellungsbilder (Imagination)

- Was man sich vor seinem inneren Auge vorstellt, wirkt sich vielfältig auf Körper und Psyche aus.
- In der Schmerztherapie wird Imagination meist in Kombination mit anderen übenden Verfahren genutzt, so kann beispielsweise beim Biofeedback (S. 80) die Vorstellung, dass die Sonne auf die Hand scheint, deren Erwärmung fördern.
- Bislang kaum Forschung zur Wirksamkeit bei Schmerzen. Vorläufige Wirksamkeitshinweise bei älteren Frauen mit Arthrose.

Meditation und achtsamkeitsbasierte Verfahren

- Übungen fördern entspannte Wachheit und ein möglichst wertfreies Wahrnehmen von Sinneseindrücken. Dafür steht das englische Wort „mindfulness", das mit „Achtsamkeit" nur sehr unzureichend übersetzt ist.
- Großes Spektrum asiatischer Techniken von Yoga bis Zen, ursprünglich für die spirituelle Praxis vorgesehen.

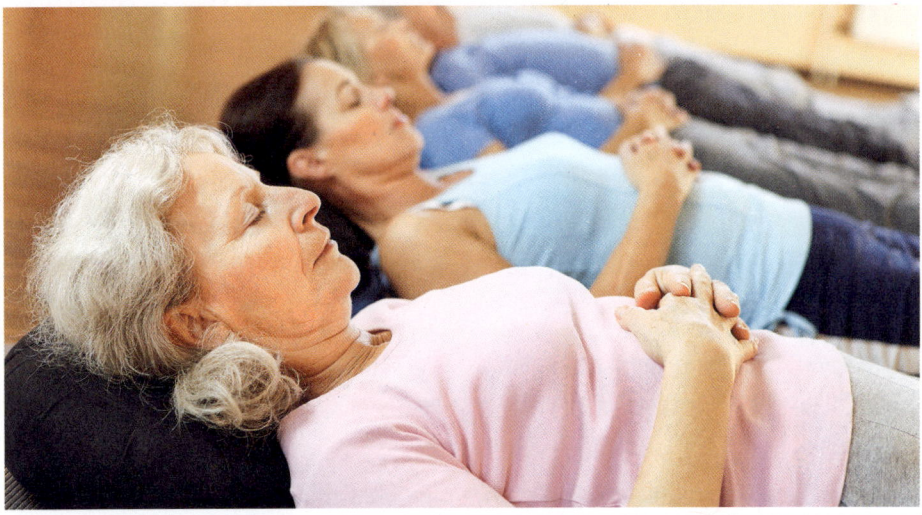

■ Der US-amerikanische Medizinprofessor Jon Kabat-Zinn entwickelte Ende der 1970er Jahre die Mindfulness-Based Stress Reduktion (MBSR), zu Deutsch „achtsamkeitsbasierte Stressreduktion". Basis sind buddhistische Meditationstechniken und Yogaübungen; die Unabhängigkeit von Glaubensrichtung oder Weltanschauung wird jedoch betont.

■ Neuere Varianten der kognitiven Verhaltenstherapie (S. 81) mit Elementen aus achtsamkeitsbasierten Verfahren:
    Akzeptanz- und Commitment-
    Therapie (ACT),
    Contextual Cognitive Behavioral
    Therapy (CCBT)
    Mindfulness-Based Cognitive
    Therapy (MBCT)
    Achtsamkeitsbasierte Schmerz-
    therapie (ABST)

■ Bei chronischen Schmerzzuständen wie unter anderem bei Arthritis erwiesen sich Mindfulness-basierte Verfahren als wirksam.

Die Feldenkrais-Methode

■ Es wird überwiegend auf dem Rücken liegend praktiziert. Die Übungen bestehen zu einem großen Teil aus sehr langsam und ohne Anstrengung ausgeführten Bewegungen. Dabei geht es vor allem um das bewusste Spüren des Körpers und nicht etwa um das Trainieren bestimmter Muskeln.

■ Durch die Übungen sollen das Körperbewusstsein geschult und Bewegungsmuster verändert werden. Das soll auch die Psyche, das Denken und Handeln positiv beeinflussen.

■ Beim Gruppenunterricht „Bewusstheit durch Bewegung" gibt der Kursleiter Anweisungen, wie etwa „Drehe das Becken langsam nach rechts" oder „Achte darauf, welche Teile der Wirbelsäule mit dem Boden Kontakt haben".

■ Beim Einzelunterricht „Funktionale Integration" gibt der Feldenkraislehrer die Bewegungsimpulse – ohne Worte – nur durch sanfte Berührung mit seinen Händen.

■ Auch wenn die Methode ursprünglich nicht zur Behandlung von Erkrankungen entwickelt wurde, können mit ihr gesundheitsfördernde und stressreduzierende Wirkungen erzielt werden. Auch in der Schmerztherapie hat sie sich als hilfreich erwiesen.

Entspannung als Kassenleistung

Die meisten Krankenkassen bieten Kurse in gängigen Entspannungsverfahren an; meist gegen eine Eigenbeteiligung von 10 Prozent der Kursgebühr. Auch für Kurse bei Fremdanbietern, wie etwa Volkshochschulen, Arztpraxen oder ambulante Schmerzzentren, gibt es in der Regel Unterstützung von der Krankenkasse. Nach einer kurzen Einführung können die meisten Entspannungsverfahren ohne fremde Hilfe selbstständig durchgeführt werden.

Psychotherapie

Denken Sie bitte einmal an eine Situation zurück, in der Sie so starken Muskelkater hatten, dass Sie sich nicht mehr normal bewegen konnten. Vielleicht kamen Sie nicht mehr ohne Schmerzen die Treppe hinunter oder hatten Schwierigkeiten, etwas vom Boden aufzuheben. Wie haben Sie den Schmerz erlebt, im Vergleich zu etwa gleich starken Schmerzen bei einer Verletzung oder ohne klare Ursache? Haben Sie ein Schmerzmittel gebraucht? Das Wissen „Aha, das ist Muskelkater, der geht nach ein paar Tagen wieder weg", hat Ihnen vermutlich geholfen, mit dem Schmerz umzugehen, ihn nicht zu ernst zu nehmen. Das Lachen über Ihre eigene vorübergehend eingeschränkte Körperhaltung und die damit verbundenen Verrenkungen beim Hoseanziehen oder beim Rennen zum wartenden Bus hat möglicherweise zusätzlich zu einer gelösteren Haltung gegenüber dem Schmerz beigetragen.

Wozu Psychotherapie bei Gelenkschmerzen?

Wie sehr jemand unter Gelenkschmerzen durch Arthrose leidet, hat nicht nur mit der Schmerzintensität zu tun, sondern vor allem auch damit, wie er den Schmerz einordnet und bewertet. Wer die Schmerzen als bedrohlich, übermächtig oder gar schicksalhaft und unabänderlich erlebt, die möglichen negativen Folgen seiner Situation auf ewig aufrechnet, „katastrophisiert", der leidet sehr viel mehr darunter als jemand, der denkt „Aha, das ist wieder dieses und jenes Zipperlein, das kenne ich schon, und bisher hat es immer nach ein paar Stunden nachgelassen". Natürlich fällt eine solche Einstellung viel leichter, wenn man den Schmerz wirklich schon kennt, wenn man weiß, woher er kommt, dass er keine ernsthaften körperlichen Schäden anzeigt und wenn man ihn wirklich schon als vorübergehend erfahren hat.

 DEM SCHMERZGEPLAGTEN ARBEIT ABNEHMEN? EIN BÄRENDIENST!

Die Schmerzforscher, die sich damit beschäftigen, wie sich chronische Schmerzen in dem komplexen Zusammenspiel biologischer, seelischer und zwischenmenschlicher Wirkfaktoren nach und nach entwickeln, haben bisher nur kleine Mosaikteile dieses komplexen Gefüges verstanden. Eine der wenigen Erkenntnisse aber, die als gesichert gelten, ist folgende: Wenn ein naher Angehöriger, etwa der Lebenspartner, sehr ängstlich ist, den Betroffenen wegen seiner Schmerzen bedauert und ihm deswegen alltägliche Verrichtungen

abnimmt, leistet er ihm damit einen Bärendienst. Er steigert nämlich erheblich das
Risiko, dass sich die Schmerzerkrankung
chronifiziert (S. 16). Im unbewussten
Wettstreit zwischen dem Bedürfnis nach
Selbstständigkeit und dem Wunsch nach
Versorgtwerden bekommt dann Letzteres
die Oberhand. Die Schmerzen bleiben bestehen, um dieser so angenehm fürsorgli-
chen Haltung des Partners einen ständi-
gen Grund zu liefern. Das sind unbewuss-
te Prozesse; der Betroffene ist also keineswegs ein Simulant, sondern er erlebt
echte körperliche Schmerzen und leidet
darunter. Zusammen mit dem Partner einen Psychotherapeuten aufzusuchen, hilft
dann oft weiter. So kann man gemeinsam
Schritt für Schritt besser verstehen, wie
bestimmte Verhaltens- und Denkgewohn-
heiten die Schmerzerkrankung nähren
und gesundheitsförderliches Verhalten behindern. Oft sind solche Gespräche ein
Plus für die Paarbeziehung oder beispielsweise auch für die Beziehung zwischen
krankem Vater und pflegender Tochter.

Wahrnehmen ohne Bewertung

Auch unter schwierigen Bedingungen ist
es möglich, nach und nach eine gelasse-
nere Einstellung gegenüber den Schmerzen und der Krankheit einzuüben und damit zu erreichen, dass diese sehr viel er-
träglicher werden. Es mag ein bisschen
widersprüchlich erscheinen: Je eher ich
mich traue, mich meinem Schmerz zuzuwenden, ihn bewusst wahrzunehmen ohne ihn zu bewerten, ihn als eine Körper-

empfindung anzunehmen, die einfach da
ist, desto eher erlebe ich den Schmerz als
etwas Erträgliches. Es geht dabei darum,
den Schmerz weder zu katastrophisieren,
noch ihn zu bagatellisieren. Hilfreich ist
dagegen die Einstellung „Ich kann trotz
Schmerzen etwas für mich tun". Es gibt
eine ganze Reihe von Methoden, mit denen Sie eine andere Einstellung zu Ihren
Schmerzen einüben können und die ihnen
helfen, besser mit den Schmerzen umzugehen. Oft führt das sogar dazu, dass die
Schmerzen nachlassen, manchmal innerhalb kurzer Zeit, manchmal nach längerem
Üben. Mit Entspannungsverfahren, Mind-
fulness-Training (S. 76) und Bewegungstherapie (S. 33) können Sie selbst zu so einer positiven Entwicklung beitragen. Viele
Menschen mit chronischen Gelenkschmerzen erleben dabei die Anleitung und Be-
gleitung durch einen in der Schmerztherapie erfahrenen Psychotherapeuten als hilfreich.

Kurz genügt oft

Der Psychotherapeut kann gemeinsam
mit Ihnen anhand der individuellen Situation entscheiden, welche Behandlung angezeigt ist, ob eher eine Gruppen- oder
Einzeltherapie infrage kommt, eher eine
ambulante oder stationäre Behandlung,
welchen Beitrag Sie durch eigene Einstel-
lungs- und Verhaltensänderungen leisten
und wie Sie diese in Ihren Alltag einbauen
können. In welcher Zahl und Frequenz
Psychotherapiesitzungen notwendig sind,
variiert sehr. Dabei spielt unter anderem

die seelische Gesamtsituation des Patienten eine wichtige Rolle, die Grunderkrankung und eventuelle Begleiterkrankungen, etwa eine Depression oder Angststörung. In manchen Fällen sind wenige Stunden ausreichend, ergänzt und fortgeführt durch selbstständiges Üben. Nur bei wenigen Menschen mit chronischen Gelenkschmerzen erfordern die Erkrankung und deren Umstände eine jahrelange psychotherapeutische Behandlung mit mehreren Sitzungen pro Woche.

Zahlt die Kasse?

Ob die Kosten für ambulante Psychotherapie in der Behandlung von Schmerzen von den gesetzlichen Krankenkassen übernommen werden, hängt sehr von der vorliegenden Erkrankung und der geplanten Stundenzahl ab. Grundsätzlich kann eine Psychotherapie bei psychischen Erkrankungen einschließlich Suchterkrankungen bewilligt werden, aber auch psychische Beeinträchtigungen aufgrund chronischer körperlicher Erkrankungen, also auch aufgrund von Gelenkerkrankungen, können als Behandlungsgrund angeführt werden. Nur verhaltenstherapeutische und psychodynamische Verfahren sowie die analytische Psychotherapie sind erstattungsfähig. Letztere spielt in der Behandlung von Gelenkschmerzen praktisch keine Rolle.

INFO   Psychotherapieverfahren in Stichworten

■ Bei der **Verhaltenstherapie** konzentriert man sich überwiegend darauf, schmerz- und stressbegünstigende Verhaltensweisen zu erkennen und durch beharrliches Üben zu verändern. Die Variante der **kognitiven Verhaltenstherapie** ist dabei besonders der Überwindung ungünstiger Denkmuster gewidmet. Aus der Verhaltenstherapie hervorgegangen ist das **Biofeedback**, eine der wirksamsten psychologisch-schmerztherapeutischen Behandlungsmethoden. Sie beruht darauf, dass man während der Behandlung körperliche Zustände, etwa die Muskelspannung, von einem Messgerät laufend zurückgemeldet bekommt und dann schrittweise lernt, diese bewusst zu beeinflussen. Gut belegt ist die Wirkung des Biofeedback unter anderem bei Schmerzen im Kiefergelenk.

■ Psychodynamisch orientierte Schmerzpsychotherapie basiert auf Elementen aus der **tiefenpsychologisch fundierten Psychotherapie**, die an die besonderen Erfordernisse chronischer Schmerzpatienten angepasst sind. Im Rahmen der psychodynamischen Therapie geht es darum, wie man Beziehungen gestaltet, etwa die Beziehung zu sich selbst, zu seinem Körper und zu anderen. Dabei lernt man schrittweise, besser zu verstehen, wie die eigenen unbewussten Konflikte die Befriedigung von Grundbedürfnissen verhindern.

■ Die **Hypnotherapie** bedient sich der Hypnose als psychotherapeutisches Verfahren. Das heißt, die wirksamen psychologischen Instrumente von Suggestion und Trance sind dabei – anders als bei der gefährlichen Showhypnose – in den Händen eines ausgebildeten Psychotherapeuten. Je nach Ausrichtung des Therapeuten wird die Hypnotherapie mit Elementen aus anderen Psychotherapieverfahren kombiniert. In der Schmerzbehandlung werden unterschiedliche Formen der Hypnose verwendet. Bei manchen steht die Suggestion durch den Therapeuten im Vordergrund, bei anderen eher das Erlernen von Techniken zur **Selbsthypnose**. In der Behandlung von akuten und chronischen Schmerzen, unter anderem bei rheumatoider Arthritis, ist die Wirksamkeit hypnotherapeutischer Techniken gut belegt.

■ **Nonverbale** – nichtsprachliche – **Psychotherapietechniken** werden in der Regel nicht als eigenständige Verfahren angewandt, sondern als Ergänzung einer gesprächsgestützten Psychotherapie. Manchen Patienten mit chronischen Schmerzerkrankungen fällt es zumindest zu Beginn der Behandlung leichter, sich auf eine nonverbale psychotherapeutische Arbeit einzulassen als auf eine rein gesprächsgestützte. Viele Verfahren der **Körperpsychotherapie**, kurz **Körpertherapie**, machen sich die enge Wechselwirkung zwischen körperlichen Bewegungsmustern und psychischer Verfassung zunutze. Bei chronischen Gelenkschmerzen, bei denen die Erkrankung oft mit Bewegungseinschränkungen und Fehlhaltungen einhergeht, kann es besonders hilfreich sein, dieses Wechselspiel zu beachten. Der Betroffene kann dabei nachspüren, welche Emotionen, Gedankenmuster oder Erinnerungen er etwa mit seinem schmerzvermeidenden Gangbild in Verbindung bringt. An der Schnittstelle zur **Bewegungstherapie** können neue Bewegungsmuster und Körperhaltungen ausprobiert und eingeübt werden. Auch zwischen Körpertherapie und Entspannungsverfahren (s. o.) gibt es breite Überschneidungsbereiche. Im Rahmen der **künstlerischen Therapieverfahren** können Musizieren, Tanzen, Malen, Bildhauen und andere kreative Ausdrucksformen helfen, den Schmerz und die damit zusammenhängenden Gefühle auszudrücken. Elemente aus anderen schmerztherapeutischen Verfahren können integriert werden.

Psychotherapeutische Maßnahmen im Rahmen einer Krankenhausbehandlung werden in der Regel von den zuständigen Kostenträgern – nach Bewilligung der stationären Maßnahme – erstattet.

Bei den privaten Krankenversicherungen sind die Regelungen sehr unterschiedlich. Bei manchen geht der Bewilligungsrahmen weit über den der gesetzlichen Kassen hinaus. Andere schließen in bestimmten Tarifen die Erstattung von Psychotherapiekosten gänzlich aus.

Drei weitverbreitete Psychotherapie-Mythen

■ Mythos 1: „Psychotherapie ist nur etwas für eingebildete Kranke und Neurotiker."
Klarstellung: Im Rahmen der Therapie chronischer Schmerzen können psychotherapeutische Elemente helfen, einen anderen Umgang mit den Schmerzen zu lernen und letztlich weniger unter der Erkrankung zu leiden. Das trifft nicht nur auf überwiegend psychisch bedingte Schmerzen zu, sondern auch auf körperliche, wie etwa bei einer Krebserkrankung oder im Rahmen einer chronischen Gelenkerkrankung.

■ Mythos 2: „Durch die Behandlung sollte ich innerhalb kurzer Zeit absolut schmerzfrei werden."

Klarstellung: Das ist zwar wünschenswert, aber oft unrealistisch. Wer weniger hohe Ansprüche an die Therapie stellt, ist eher dazu in der Lage, auch längerfristig am Ball zu bleiben und sich durch Rückschläge nicht gleich entmutigen zu lassen. Ein realistisches Ziel wäre etwa: „Ich möchte lernen, mich trotz Schmerzen zu entspannen und mich wieder mehr am Leben zu freuen."

■ Mythos 3: „Der Therapeut macht mich wieder gesund. Ich selbst muss dabei nichts tun."
Klarstellung: Der Psychotherapeut ist kein Mechaniker, der die Seele repariert. Bei der Psychotherapie geht es vielmehr darum, sich aktiv eine andere Haltung zu sich selbst, zu seiner Krankheit und zu seinen Mitmenschen zu erarbeiten. Dabei wirkt der Psychotherapeut über weite Strecken vor allem unterstützend. Die Hauptarbeit leisten Sie selbst, indem Sie sich einlassen, in sich hineinspüren, neue Denk- und Verhaltensmuster ausprobieren und Fähigkeiten, die Sie als hilfreich erkennen, durch beharrliches Üben zu stabilisieren und auszubauen. Das ist immer wieder mit einer gewissen Anstrengung verbunden, bedeutet aber auch einen spannenden Prozess der Begegnung mit sich selbst, kann mit Weinen aber auch mit Lachen einhergehen und sogar Spaß machen.

CHECKLISTE Brauche ich psychotherapeutische Unterstützung?

Grundvoraussetzung dafür, einen Psychotherapeuten in die Behandlung Ihrer Gelenkschmerzen einzubeziehen, ist Ihre Bereitschaft, sich darauf einzulassen. Wenn eine oder mehrere der folgenden Aussagen zutreffen, dann sind Ihre Chancen besonders groß, dass Sie davon profitieren werden:

- ☐ Die Schmerzen beeinträchtigen Sie erheblich in ihrer Lebensfreude. Sie haben Ihre Lebensgewohnheiten wegen Ihrer Schmerzen drastisch geändert und erleben das als Einschränkung.
- ☐ Sie vermeiden bestimmte private oder berufliche Aktivitäten aus Angst vor Schmerzen.
- ☐ Sie haben immer weniger Kontakt mit Freunden und Verwandten, ziehen sich zurück.
- ☐ Ihre Gedanken kreisen ständig um den Schmerz.
- ☐ Sie fühlen sich Ihrer Erkrankung, dem Schmerz gegenüber machtlos, ausgeliefert.
- ☐ Sie empfinden extrem starke Schmerzen und können sich keine stärkeren Schmerzen vorstellen als die von Ihnen erlebten.
- ☐ Sie haben sich wegen ihrer Schmerzen schon einmal gewünscht, zu sterben, oder sogar daran gedacht, sich das Leben zu nehmen.
- ☐ Sie sind oft gereizt, leicht aus der Fassung zu bringen.
- ☐ Sie sind wegen der Schmerzen seit längerer Zeit arbeitslos und haben keinen Mut mehr, eine neue Beschäftigung anzustreben.
- ☐ Sie sind seit Langem unzufrieden mit ihrer Lebenssituation, haben bereits viele Versuche unternommen, ihr Leben zu ändern, den Beruf häufig gewechselt, immer wieder Rückschläge und Enttäuschungen erfahren und fühlen sich mittlerweile deprimiert und mutlos.
- ☐ Sie fühlen sich häufig und manchmal sogar aus nichtigen Anlässen niedergeschlagen, mut- und freudlos, müde, ohne Antrieb.
- ☐ Sie benötigen in kurzen Abständen immer mehr, immer stärkere oder immer höher dosierte Schmerzmittel.
- ☐ Sie erleben Ihre nächsten Angehörigen als sehr um Sie besorgt, überfürsorglich. Sie fühlen sich in die Unselbstständigkeit gedrängt, man traut Ihnen zu wenig zu.
- ☐ Sie zweifeln häufig an ihren Fähigkeiten, fühlen sich wertlos.
- ☐ Sie fühlen sich oft alleingelassen mit Ihrem Schmerz.
- ☐ Neben der Arthrose wurde bei Ihnen auch eine psychische Erkrankung festgestellt, wie etwa eine Depression, eine Angststörung oder Persönlichkeitsstörung.
- ☐ Sie wurden in der Vergangenheit psychisch oder körperlich misshandelt, waren Zeuge schrecklicher Ereignisse wie Krieg oder Katastrophen oder haben belastende Lebensereignisse noch nicht bewältigt, wie Trennung oder Mobbing.

MEDIKAMENTE ZUM EINNEHMEN

Medikamente können zwar den fortschreitenden Knorpelverlust bei Arthrose nicht beeinflussen, ergänzend zu anderen Behandlungsansätzen, allen voran der Bewegungstherapie (S. 33), können bestimmte Medikamente aber zu Schmerzlinderung, Entzündungshemmung und damit indirekt auch zu einer Verbesserung der Beweglichkeit beitragen.

Ähnlich wie bei den Hilfsmitteln (S. 67) gilt bei den Medikamenten: „So viel wie nötig, so wenig wie möglich."

Denn in ähnlicher Weise wie Gehhilfen oder Orthesen (S. 71) können auch Medikamente Erfahrungen von Selbstwirksamkeit verhindern und damit positive Entwicklungen behindern. Außerdem sind auch scheinbar harmlose und rezeptfrei erhältliche Schmerzmittel mit einem Risiko für schwerwiegende Nebenwirkungen behaftet, das umso höher ist, je länger und je höher dosiert man diese Mittel einnimmt. Medikamente kommen daher nie statt Bewegung infrage, sondern können allenfalls in bestimmten Situationen dazu beitragen, Bewegung frühzeitig wieder zu ermöglichen.

Eine Dauereinnahme von Medikamenten ist zu vermeiden; bei Arthrose ist sie meist weder notwendig noch hilfreich.

INFO   **Wie stehe ich zu Medikamenten?**

Verschiedene Menschen haben unterschiedliche Einstellungen zur Einnahme von Medikamenten. Es ist sinnvoll, einmal darüber nachzudenken, wie das bei einem selbst ist. Hier zwei Extreme:

■ **Typ A** nimmt alles, was gut und teuer ist und erhöht auch mal eigenmächtig die Dosis, ohne sich viele Gedanken über die Risiken zu machen. Er glaubt, Medikamente könnten ihm alle eigenen Bemühungen zur Linderung seiner Beschwerden ersparen. Er mag es gerne bequem und sucht sich deswegen auch einen Arzt, der „unkompliziert" ein Rezept ausstellt und ihn nicht weiter „quält", etwa mit Krankengymnas-

tikrezepten oder wiederholten Aufforderungen zur Ernährungsumstellung.

■ **Typ B** vermeidet Medikamente wie die Pest, hat große Angst vor Nebenwirkungen, wartet so lange, bis vor Schmerzen gar nichts mehr geht, auch nicht mehr mit Zähnezusammenbeißen.

Versuchen Sie, ein vernünftiges Maß zu finden zwischen Verteufelung und Überbewertung von Medikamenten. Wenn Sie eher Typ A entsprechen, dann machen Sie sich bitte immer wieder bewusst, dass Medikamente auch schaden können, vor allem, wenn sie zu hoch dosiert oder länger als notwendig eingenommen werden. Außerdem wirken Medikamente – besonders Schmerzmittel – in Kombination mit nichtmedikamentösen Behandlungen oft um ein Vielfaches besser als alleine. Sind sie eher Typ B, dann bedenken Sie bitte, dass schwerwiegende Nebenwirkungen bei den meisten Medikamenten – vorausgesetzt, sie werden bestimmungsgemäß eingesetzt und korrekt dosiert – nur selten auftreten. Wenn Sie unter akuten Schmerzen leiden, dann warten Sie nicht zu lange mit der Einnahme eines geeigneten Medikaments, vor allem wenn die Schmerzen Sie daran hindern, sich zu bewegen – etwa im Rahmen der Krankengymnastik. „Besser bewegen mit Medikament als nicht bewegen ohne", heißt die Devise.

Übrigens vermeiden Sie mit ein bisschen mehr Großzügigkeit auch – so paradox es klingt –, von Medikamenten abhängig zu werden. Das Risiko einer **Medikamentenabhängigkeit** ist nämlich höher, wenn Schmerzmittel nur bei Bedarf oder gar nur als „letzter Notnagel" eingenommen werden, als wenn man eine feste Dosierung für eine begrenzte Zeit regelmäßig und unabhängig vom Verlauf der Schmerzen einnimmt. Das hat mit psychologischen Faktoren und dem Belohnungssystem im Gehirn zu tun. Aus demselben Grund ist es günstiger, ein länger wirksames Schmerzmittel in ausreichender Dosierung einzunehmen, als immer wieder eine zusätzliche Dosis zu benötigen, weil die Schmerzlinderung durch das Medikament nicht stark genug ist oder nicht lange genug anhält.

Mehr Information auf www.test.de

Auf den folgenden Seiten haben wir nur die wichtigsten Fakten zu den bei Arthrose gängigen Medikamenten aufgeführt, einschließlich der häufigsten Nebenwirkungen, Gegenanzeigen und Wechselwirkungen. Ausführlichere Informationen zu den einzelnen Medikamenten finden Sie im Internet auf www.test.de/medikamente. Dort steht unter anderem, bei welchen Nebenwirkungen Sie getrost deren weiteren Verlauf abwarten können, bei welchen ein Arzttermin in den nächsten Tagen

genügt und bei welchen Sie am besten gleich die Notrufnummer 112 wählen.

Entzündungshemmende und fiebersenkende Schmerzmittel

In diesem Abschnitt geht es um Medikamente mit schmerzlindernden, entzündungshemmenden und/oder fiebersenkenden Eigenschaften. In der Arthrosebehandlung ist vor allem die schmerzlindernde und unter Umständen auch die entzündungshemmende Komponente wichtig. Letztere kann – etwa bei Schmer-

zen chronisch entzündlicher Gelenkerkrankungen – zur gleichzeitigen Behandlung der Grunderkrankung dienen.

NSAR

Nichtsteroidale Antirheumatika (NSAR)
sind die mit Abstand am häufigsten eingenommen Schmerzmittel. Der Begriff nicht-
steroidal beruht auf chemischen Eigenschaften und grenzt diese Medikamenten-
gruppe von den Steroiden ab, genauer gesagt von den Kortikosteroiden (S. 92). Die
meisten NSAR sind rezeptfrei erhältlich
und breit angelegte Werbekampagnen tragen mit dazu bei, dass diese Medikamente in deutschen Hausapotheken quasi all-
gegenwärtig sind. Das sollte nicht darüber
hinwegtäuschen, dass NSAR mit Nebenwirkungen und Risiken behaftet und für
die meisten Arzneimittelkomplikationen in
Deutschland verantwortlich sind. Arznei-
mittelexperten kritisieren, dass NSAR von
vielen Ärzten sehr großzügig verordnet
werden, ohne nebenwirkungsärmere –
medikamentöse und nichtmedikamentöse
– Alternativen voll ausgeschöpft zu haben.

Klassische NSAR

■ Wie wirken sie? NSAR hemmen zwei
körpereigene Enzyme, die Cyclooxygenase (COX) 1 und 2. Dadurch wird die Produktion bestimmter Prostaglandine gedrosselt. Prostaglandine sind Gewebe-
hormone, die im Körper unterschiedliche
Aufgaben erfüllen. Über die Hemmung
der Prostaglandinbildung werden die erwünschten entzündungshemmenden,
fiebersenkenden und schmerzlindernden
Effekte der NSAR vermittelt, aber auch
deren mögliche Nebenwirkungen.

NSAR – verschiedene Wirkstoffe, unterschiedliche Wirkdauer:

kurzwirksam (etwa 4 Stunden):
■ Ibuprofen
■ Diclofenac
■ Aceclofenac
■ Dexibuprofen
■ Etofenamat (nur äußerlich oder zur
  Injektion)
■ Oxaceprol
■ Tiaprofensäure

mittellangwirksam (bis zu 12 Stunden):
■ Naproxen
■ Acemetacin
■ Indometacin
■ Ketoprofen
■ Meloxicam
■ Nabumeton

langwirksam (über 24 Stunden):
■ Piroxicam
■ Phenylbutazon

Die Angaben zur Wirkdauer geben nur
eine grobe Einschätzung. Durch die Verwendung retardierter Zubereitungen (Re-
tardpräparate) kann sie verlängert und damit das Einnahmeschema vereinfacht
werden. Für die Behandlung von Gelenkschmerzen bei Arthrose kommen in der
Regel kurz wirksame NSAR wie Ibuprofen
infrage. Die länger wirksamen kommen
vor allem bei chronisch entzündlichen Erkrankungen, wie Arthritis, zum Einsatz.

■ **Für wen besonders geeignet?**
NSAR kommen vor allem für die Behandlung kurz anhaltender leichter bis mittelschwerer Schmerzen infrage. Bei Arthrose und anderen Erkrankungen des Bewegungssystems können abschwellende Eigenschaften der NSAR einen zusätzlichen Vorteil gegenüber anderen Medikamenten bieten.

■ **Für wen nicht oder nur bedingt geeignet?**
Bei Menschen mit Herz-Kreislauf-Erkrankungen, eingeschränkter Blutgerinnungsfähigkeit, Nieren- und Leberfunktionsstörungen oder Magen-Darm-Erkrankungen sollte auf eine Behandlung mit klassischen NSAR entweder ganz verzichtet werden oder diese nur kurzfristig und niedrig dosiert erfolgen.

■ **Nebenwirkungen:**
NSAR sind wahrscheinlich die häufigste Ursache für Medikamenten-Folgeerkrankungen. Da das Risiko für Nebenwirkungen mit der Dauer der Einnahme steigt, sollte diese auf höchstens vier Wochen begrenzt werden.

Im Magen-Darm-Trakt kann es durch die Einnahme von NSAR zur Bildung von Schleimhautgeschwüren und teilweise lebensbedrohlichen Blutungen oder Durchbrüchen der Magen- oder Darmwand (Perforationen) kommen. Blutungen – aus Geschwüren oder anderen krankhaften Veränderungen der Magen- oder Darmwand oder der darin verlaufenden Blutgefäße – bilden die häufigste schwerwiegende Komplikation bei der Einnahme von NSAR. Der Entstehung von Magen- und Zwölffingerdarmgeschwüren kann bei Patienten mit erhöhtem Risiko durch die zusätzliche Einnahme eines Schleimhautschutzmittels, in der Regel eines Protonenpumpenhemmers, vorgebeugt werden. Im Hinblick auf das erhöhte Blutungsrisiko unter NSAR gilt: Durch deren Kombination mit Protonenpumpenhemmern kann das Risiko für Magen-, aber nicht für Darmblutungen gesenkt werden.

NSAR hemmen die Blutgerinnung. Das erhöht das Risiko für lebensbedrohliche Blutungen, nicht nur im Magen-Darm-Bereich, sondern auch in anderen Organen, z. B. im Gehirn. Besondere Vorsicht ist geboten bei Menschen mit Blutgerinnungsstörungen und in Kombination mit Gerinnungshemmern. Bei operativen Eingriffen muss mit einer verstärkten Blutungsneigung gerechnet werden. Weil das auch auf Zahnarztbehandlungen zutrifft, sind NSAR für die Behandlung von Zahnschmerzen ungeeignet.

Die meisten NSAR erhöhen bei längerfristiger Einnahme das Risiko für schwerwiegende Gefäßereignisse, wie Herzinfarkte und Schlaganfälle. Neueren Erkenntnissen zufolge scheint das Risiko für Verengungen der Herzkranzgefäße, die mit einem erhöhten Herzinfarktrisiko einhergehen, unter Diclofenac deutlich höher zu sein als unter Ibuprofen oder Naproxen.

Auch Herzrhythmusstörungen, Nierenschäden und seltener auch Leberschäden können durch die längerfristige Einnahme von NSAR begünstigt werden. Bei Menschen mit entsprechender Neigung können diese Medikamente allergische Reaktionen auslösen, mit Hautausschlägen oder Asthmaanfällen bis hin zu lebensbedrohlichen Schockzuständen.

- Wechselwirkungen:
Die Liste der Medikamente, die in Kombination mit einem NSAR zu ungünstigen Effekten führen können oder diese verstärken, ist lang und je nach NSAR-Typ etwas unterschiedlich. Unter anderem bei folgenden Medikamentengruppen können teilweise schwerwiegende Wechselwirkungen auftreten:
- andere NSAR einschließlich Coxibe
- Antibabypille
- Antibiotika
- Medikamente gegen Pilzerkrankungen
- Immunsuppressiva
- Blutgerinnungshemmer wie Phenprocoumon (Marcumar®), Warfarin (Coumadin®), Dabigatran (Pradaxa®), Apixaban (Eliquis®) oder Rivaroxaban (Xarelto®)
- kortisonartige Arzneien (Glukokortikosteroide)
- Herz-Kreislauf-Medikamente (z. B. ACE-Hemmer)
- Blutdruck- und Nierenmedikamente (z. B. Diuretika)
Für die Kombination mit morphinartigen Schmerzmitteln (S. 94) sind NSAR in der Regel gut geeignet und können bei starken Schmerzen deren Wirkung unterstützen.

Coxibe
Coxibe sind eine neuere NSAR-Form und basieren auf einem ähnlichen Wirkprinzip wie klassische NSAR. Die Unterschiede betreffen vor allem das Nebenwirkungsspektrum und Sicherheitsprofil der Wirkstoffe. Die zum Zeitpunkt der Entwicklung dieser Medikamente gehegte Hoffnung, sie seien grundsätzlich Magen-Darmfreundlicher als klassische NSAR, hat sich nicht in vollem Umfang bewahrheitet. Auch das Gesamtrisiko für schwerwiegende Nebenwirkungen ist bei Coxiben nicht niedriger als bei klassischen NSAR.

Wirkstoffe
- Celecoxib
- Etoricoxib
- Parecoxib

- Wie wirken sie?
Die Drosselung der Prostaglandinbildung wird bei Coxiben überwiegend über eine Hemmung der Cyclooxygenase 2 (COX-2) vermittelt. Daher nennt man die Coxibe auch COX-2-Hemmer. Coxibe wirken vergleichbar stark schmerzstillend wie klassische NSAR. Zusätzlich wirken sie der Bildung von Schleimhautwucherungen im Darm (Polypen) entgegen; ob es ähnliche Effekte bei konventionellen NSAR gibt, ist unklar.

- Für wen besonders geeignet?
Prinzipiell sind Coxibe zur Behandlung der gleichen Schmerzzustände geeignet wie klassische NSAR.

■ Für wen nicht oder nur bedingt geeignet?
Auch das Risiko- und Nebenwirkungsprofil der Coxibe und die sich daraus ergebenden Anwendungsbeschränkungen sind mit denen bei klassischen NSAR vergleichbar. Dabei zählen Coxibe eher zu den magen- und darmverträglicheren NSAR. Bei einem hohen Risiko für Magen-Darm-Blutungen, etwa bei einer Magenblutung in der Vorgeschichte, sollte man aber möglichst auf ein Nicht-NSAR ausweichen. Nur wenn das nicht möglich ist, und nur in Kombination mit einem Protonenpumpenhemmer, ist die Gabe eines vergleichsweise Magen-Darm-freundlichen klassischen NSAR wie Ibuprofen oder eines Coxibs vertretbar.

■ Nebenwirkungen:
Bezüglich Herz-, Kreislauf- und Nierennebenwirkungen sind Coxibe mit konventionellen NSAR vergleichbar. Besonders zu Beginn der Behandlung kann sich der Blutdruck erhöhen und Wasseransammlungen (Ödeme) in den Beinen auftreten. Dann muss der Arzt kurzfristig entscheiden, ob das Medikament abgesetzt werden sollte. Blutdruckmessungen alle drei Tage sind ratsam. Wie bei allen NSAR steigt das Nebenwirkungsrisiko mit der Dosierung und der Dauer der Behandlung. Von einer Dauerbehandlung ist abzuraten.

■ Wechselwirkungen:
Bei Coxiben sind ähnliche Wechselwirkungen mit anderen Medikamenten mög-

lich wie bei klassischen NSAR. Werden Coxibe beispielsweise mit – auch niedrig dosierter – Azetylsalizylsäure kombiniert, dann geht das mit einem erhöhten Risiko für Magen-Darm-Komplikationen einher.

◤ INDIVIDUELLE AUSWAHL NACH NEBENWIRKUNGSPROFIL

Die einzelnen NSAR unterscheiden sich kaum in ihrer schmerztherapeutischen Wirkpotenz, sehr wohl aber hinsichtlich Art und Häufigkeit der Nebenwirkungen. Bei manchen steht das Risiko für Magen-Darm-Komplikationen an erster Stelle, andere haben ein niedrigeres Magen-Darm-Risiko, aber dafür eine höheres Risiko für Komplikationen der Blutgefäße, Nieren oder Leber. Im Vergleich zu anderen NSAR hat Ibuprofen ein niedrigeres Risiko für Blutungen und Magen-Darm-Komplikationen und ist in vielen Fällen das am besten geeignete kurz wirksame klassische NSAR. In der Gesamtabwägung von Nutzen und Risiken schneidet es auch etwas besser ab als Azetylsalizylsäure oder Parazetamol. Das heißt aber nicht, dass es völlig ohne Risiko ist. Besprechen Sie mit Ihrem Arzt, welches Mittel sich für Sie persönlich am besten eignet. Das ist besonders wichtig für ältere Menschen und bei Begleiterkrankungen, die das Nebenwirkungsrisiko erhöhen.

Azetylsalizylsäure (z. B. Aspirin®)
■ Wie wirkt sie? Die Urgroßmutter der NSAR heißt Azetylsalizylsäure, geläufiger unter Aspirin®. Seit 1899 ist die Substanz

im Handel. Ihre schmerzlindernde, entzündungshemmende und fiebersenkende Wirkung beruht wie die der NSAR auf einer Hemmung der COX 1 und 2.

- Für wen besonders geeignet?

Zur kurzfristigen Behandlung akuter Gelenkschmerzen ist Azetylsalizylsäure prinzipiell geeignet. Eine schmerzlindernde Wirkung wird durch die Einnahme von 500–1 000 mg Azetylsalizylsäure erreicht.

- Für wen nicht oder nur bedingt geeignet?

Wenn eine ausgeprägte oder länger anhaltende Entzündungshemmung gewünscht wird, wie bei einer Arthritis, wären höhere Dosierungen oder eine häufigere Einnahme von Azetylsalizylsäure erforderlich; beides geht aber mit einem deutlich gesteigerten Nebenwirkungsrisiko einher. NSAR sind dann in der Regel der Azetylsalizylsäure vorzuziehen. Besondere Vorsicht ist geboten bei Menschen mit Blutgerinnungsstörungen. Bereits niedriger dosierte Azetylsalizylsäure kann Nebenwirkungen verursachen, die denen der NSAR sehr ähnlich sind.

Die vorstehend für NSAR beschriebenen Nebenwirkungen, Risiken, Anwendungsbeschränkungen, Vorsichtsmaßnahmen und Wechselwirkungen gelten prinzipiell auch für Azetylsalizylsäure. Medikamente, die nicht zusammen mit NSAR eingenommen werden sollten, um eine Verstärkung solcher Nebenwirkungen zu vermeiden, sind in der Regel auch nicht mit Azetylsalizylsäure zu kombinieren. Die Kombination von Azetylsalizylsäure mit bestimmten Antidepressiva oder mit alkoholischen Getränken ist wegen der möglichen Verstärkung von Magen-Darm- und Blutungsnebenwirkungen ebenfalls zu vermeiden. Zudem kann Azetylsalizylsäure die Wirkung und Nebenwirkungen mancher Mittel gegen Anfallsleiden (Epilepsie) und bestimmter Medikamente gegen Diabetes (Zuckerkrankheit) verstärken.

Parazetamol

- Wie wirkt es? Obwohl der Wirkstoff bereits 1893 entdeckt wurde und seit 1955 in der Schmerzbehandlung eingesetzt wird, ist sein biochemischer Wirkmechanismus immer noch weitgehend ungeklärt. Es wirkt weniger stark entzündungshemmend als NSAR.

- Für wen besonders geeignet?

Parazetamol ist vor allem für die Behandlung leichter, kurz andauernder Schmerzen geeignet. Liegt ein erhöhtes Risiko für Magen-, Darm- oder Blutungsnebenwirkungen vor, dann kann Parazetamol als verträglichere Alternative zu klassischen NSAR oder Azetylsalizylsäure eingesetzt werden.

- Für wen nicht oder nur bedingt geeignet?

Bei starken Schmerzen, chronischen Schmerzen und bei Schmerzzuständen mit einer ausgeprägten entzündlichen

Komponente, etwa bei Arthritis, ist Parazetamol in der Regel nicht geeignet, bei mittelschweren Schmerzen nur bedingt. Menschen mit Leber- und Nierenfunktionsstörungen, Mangelernährung und mangelnder Flüssigkeitsversorgung des Körpers (Dehydratation) sollten Parazetamol nicht einnehmen. Menschen mit erhöhtem Alkoholkonsum sollten grundsätzlich kein Parazetamol einnehmen, weil ihre Leber möglicherweise schon in ihrer Funktion eingeschränkt ist und damit anfälliger für mögliche Schädigungen durch Parazetamol.

■ Nebenwirkungen:
Im therapeutischen Dosisbereich sind schwerwiegende Nebenwirkungen selten. Allerdings ist der Abstand zwischen therapeutisch wirksamer Dosis und schädlicher Überdosis geringer als bei vielen anderen Arzneimitteln. Parazetamol ist die häufigste Ursache für Arzneimittelvergiftungen – versehentliche oder aus Selbsttötungsabsicht. Parazetamol kann – insbesondere in hohen Dosierungen – die Leber und seltener auch die Niere nachhaltig schädigen. Das Risiko für schwere Nierenschäden ist unter parazetamolhaltigen Kombinationspräparaten höher als unter der Einzelsubstanz.

■ Wechselwirkungen:
Einige Medikamente können die Leber für schädigende Wirkungen von Parazetamol empfindlicher machen, beispielsweise das Narkosemittel Phenobarbital oder die Epilepsiemedikamente Phenytoin und Carbamazepin. Auch mit NSAR, Azetylsalizylsäure oder Glukokortikoiden sollte Parazetamol nicht kombiniert werden, weil es das Risiko für die Nebenwirkungen des jeweiligen Medikaments erhöhen kann.

Riskante Kombinationspräparate
Arzneimittel, die mehrere Wirkstoffe enthalten, wie Azetylsalizylsäure und Parazetamol sowie koffeinhaltige Kombinationen, zählen zu den meistverkauften rezeptfreien Schmerzmitteln. Sie sind jedoch nur wenig geeignet. Was die Wirksamkeit betrifft, sind sie im Vergleich mit Einzelwirkstoffen in der entsprechenden Dosierung nämlich kaum oder gar nicht überlegen; das Risiko für Nebenwirkungen ist jedoch unter den Kombipräparaten höher, weil jeder Kombinationspartner andere Nebenwirkungen auslösen kann. Der Zusatz von Koffein begünstigt auch, dass man sich an die Einnahme von Schmerzmitteln schnell gewöhnt und dann mehr davon einnimmt als notwendig und sinnvoll. Vertretbar – wenn auch unnötig – ist der Zusatz von Vitaminen. Dann kann die Darreichungsform das entscheidende Kriterium sein: Ob mit oder ohne Vitaminzusatz – meist ist eine „Trinkbrause" besser als eine Tablette.

Metamizol
■ Wie wirkt es? Metamizol wirkt stark schmerzlindernd und fiebersenkend, jedoch kaum entzündungshemmend.

■ Nur bedingt geeignet.

Weil unter Metamizol schwere und teilweise sogar lebensbedrohliche Nebenwirkungen (s. u.) auftreten können, ist Metamizol nur eingeschränkt zu empfehlen. Es kommt nur dann infrage, wenn Sie NSAR nicht vertragen oder diese aufgrund von Begleiterkrankungen zu risikoreich wären. Die langfristige Wirksamkeit bei Gelenkschmerzen kann auf Grundlage der bisherigen Studien nicht beurteilt werden. Liegt eine Allergie gegen Metamizol vor, dann sollte es selbstverständlich nicht angewandt werden, aber auch bei Allergien gegen andere Medikamente ist Vorsicht geboten. Bei eingeschränkter Leber- oder Nierenfunktion muss die Dosis vom Arzt angepasst werden.

■ Nebenwirkungen:

Unter der Behandlung mit Metamizol können Übelkeit oder Magenbeschwerden auftreten. Seltener sind Müdigkeit und Konzentrationsstörungen. Der fiebersenkende Effekt kann mit starkem Schwitzen einhergehen. Selten kann es auch zu schwerwiegenden Nebenwirkungen kommen. Dazu zählen schwere allergische Reaktionen mit Atemnot oder lebensbedrohlichen Schockzuständen und schwerwiegende Hauterkrankungen. Auch lebensbedrohliche Blutbildveränderungen (Agranulozytose) können auftreten. Sie erfordern das sofortige Absetzen des Medikaments. Fieber, Halsschmerzen und Schüttelfrost können Frühzeichen einer Blutbildveränderung sein. Oft bleibt sie

aber für den Patienten völlig unbemerkt und dann kann es gefährlich werden. Wichtig sind daher regelmäßige Blutbildkontrollen, besonders in den ersten Wochen der Behandlung.

■ Wechselwirkungen:

Metamizol kann die Wirkung von Ciclosporin beeinträchtigen, das ist ein Immunsuppressivum, das nach Organverpflanzungen eingenommen wird, um eine Organabstoßung zu verhindern.

Kortikosteroide

Mediziner bezeichnen sie auch als Glukokortikosteroide oder Glukokortikoide, der Volksmund nennt sie pauschal Kortison, aber das ist nicht ganz korrekt. Richtig ist, dass diese Medikamente chemisch mit dem Nebennierenrindenhormon Kortison verwandt sind, sich aber auch erheblich davon unterscheiden. Vor allem sind Kortikosteroide sehr viel besser verträglich als eine vergleichbar wirksame Dosis Kortison. In der Behandlung von Gelenkerkrankungen werden Kortikosteroide vor allem wegen ihrer entzündungshemmenden und damit auch schmerzlindernden Eigenschaften eingesetzt, entweder zum Einnehmen – etwa als Tablette – oder direkt ins Gelenk gespritzt (Näheres s. S. 108).

Wirkstoffe:
■ Betamethason
■ Cloprednol
■ Dexamethason

- Hydrocortison
- Methylprednisolon
- Prednisolon
- Prednison
- Triamcinolon

■ **Wie wirken sie?**

Kortison und Kortikosteroide hemmen die Ausschüttung von entzündungs- und schmerzfördernden Botenstoffen. Wasseransammlungen im Gewebe können sich unter der Behandlung mit Kortikosteroiden zurückbilden. Das entlastet schmerzempfindliches Gewebe, verbessert Durchblutung und Lymphabfluss und lindert auch dadurch Schmerzen.

■ **Für wen besonders geeignet?**

Die Einnahme von Kortikosteroiden gehört zur Standardbehandlung entzündlicher Gelenkerkrankungen, etwa der rheumatoiden Arthritis (S. 20).

■ **Für wen nicht oder nur bedingt geeignet?**

Da es zur Schmerzbehandlung bei der primären Arthrose nebenwirkungsärmere – medikamentöse und nichtmedikamentöse – Alternativen gibt, kommt die Einnahme von Kortikosteroiden dafür in der Regel nicht infrage. Der erwartete Nutzen der Behandlung ist in jedem Fall sehr sorgfältig mit den möglichen Langzeitnebenwirkungen abzuwägen.

Bei folgenden Erkrankungen sollten Kortikosteroide nicht eingenommen (Gegenanzeigen) werden:

- während eines Infekts (Kortikosteroide dämpfen die Immunabwehr) wie z. B. Erkältungen, fieberhaften Infekten, Husten unklarer Ursache, Hautinfektionen, Lippenbläschen (Herpes)
- Augenerkrankungen wie grüner oder grauer Star (Glaukom oder Katarakt)
- Magen- oder Darmgeschwüre
- bei unbehandeltem Bluthochdruck
- Psychosen
- Zuckerkrankheit (Diabetes mellitus) mit schwer kontrollierbaren Blutzuckerwerten
- ausgeprägtem Knochenschwund (Osteoporose)
- Blutgerinnsel (Thrombosen) in den Adern oder die Neigung dazu

Kurzfristige Nebenwirkungen:

Diese Nebenwirkungen könnten unter der Einnahme von Kortikosteroiden innerhalb von Stunden bis Tagen auftreten:

- Erhöhung des Blutzuckers
- Schlafstörungen
- Verstärkung einer Neigung zu Krampfanfällen (Epilepsie)
- Verwirrtheitszustände
- erhöhte Anfälligkeit für Infektionskrankheiten
- Gewichtszunahme
- Neigung zur Bildung von Blutgerinnseln (Thrombosen)
- Störungen des Elektrolythaushalts, eventuell mit Wasseransammlungen im Gewebe (Ödeme)

Mittelfristige Nebenwirkungen:
Diese Nebenwirkungen könnten unter der
Einnahme von Kortikosteroiden innerhalb
von Wochen bis Monaten auftreten:

- Knochenschwund (Osteoporose)
- Absterben von Knochengewebe
  (Knochennekrose)
- Muskelschwund (Myopathie)
- Magen-Darm-Geschwüre
- Hyperkortisolimus (Cushing-Syndrom),
  äußert sich u. a. in einem aufge-
  schwemmtem Gesicht, Rückbildung
  der Keimdrüsen (Hoden, Eierstöcke),
  Muskelschwäche, verstärkter Körper-
  behaarung (Hirsutismus)

Wechselwirkungen:

- Kortikosteroide sollten nicht mit NSAR,
  Azetylsalizylsäure oder Parazetamol
  kombiniert werden, denn das Risiko
  für Magen-Darm-Komplikationen steigt
  dadurch erheblich.
- Die Antibabypille kann Wirkung und
  Nebenwirkungen von Kortikosteroiden
  verstärken.
- Viele Epilepsiemedikamente und das
  Tuberkulosemittel Rifampizin können
  die Wirkung von Kortikosteroiden abschwächen.
- Glukokortikoide können die Wirkung
  bestimmter Medikamente beeinträchtigen, etwa von Blutgerinnungshem-
  mern, Insulin oder blutzuckersenkenden Medikamenten.
- Manche Kortikosteroide verstärken
  die Mineralstoffverluste, die durch
  bestimmte Blutdruck- und Nieren-

medikamente – Diuretika – verursacht
werden.

Opioide

Morphin und andere schmerzlindernde
Bestandteile des Schlafmohns bezeichnet
man als Opiate. Diese und eine ganze Reihe chemisch ähnlicher Substanzen werden wiederum unter dem Begriff Opioide
zusammengefasst.

- Wirkstoffe
schwach wirksam
- Codein
- Dihydrocodein
- Tilidin/Naloxon
- Tramadol
stark wirksam
- Buprenorphin
- Fentanyl
- Hydromorphon
- Levomethadon
- Morphin
- Oxycodon
- Pethidin
- Piritramid
- Tapentadol

- Wie wirken sie?
Vom Ort der Schmerzentstehung über
Nerven und Rückenmark bis in bestimmte
Gehirnzentren – an praktisch allen wichti-
gen Schmerz-Schaltstellen des Nervensystems befinden sich Opiatrezeptoren.
Das sind Andockstellen für Endorphine,
eine Art körpereigener Morphine, die als
biologische Antwort auf Schmerzen aus-

geschüttet werden, Schmerzen lindern und ihnen vorbeugen.

■ **Bei Gelenkschmerzen geeignet?**
Opioide sind in erster Linie zur Behandlung akuter, starker Schmerzen geeignet. Schmerzen, die teilweise oder überwiegend entzündlich bedingt sind, sprechen oft besser auf ein Medikament aus der vorhergehenden Gruppe – Schmerzmittel mit entzündungshemmenden und fiebersenkenden Eigenschaften – an als auf Opioide. Nur wenn die Behandlung mit einem solchen Medikament nicht ausreichend wirkt oder zu risikoreich wäre, etwa wegen bestimmter Begleiterkrankungen oder -medikamente, kommen zur Behandlung von Gelenkschmerzen bei Arthrose auch Opioide infrage. Dabei kommt man mit einem schwach wirksamen Opioid oder mit einer sehr niedrigen Dosierung eines stark wirksamen Opioids in aller Regel gut aus. Die Kombination mit Opioiden kann dazu dienen, die NSAR-Dosierung niedrig zu halten, was bei diesen Medikamenten erheblich dazu beiträgt, das Nebenwirkungs- und Komplikationsrisiko zu senken. Bei chronischen Gelenkschmerzen ist die Wirksamkeit von Opioiden für eine Behandlungsdauer bis zu drei Monaten gut belegt. Eine gute und über längere Zeit stabile Wirkung ist bei den Patienten mit chronischen Schmerzen zu erwarten, die bereits zu Beginn der Opioidtherapie eine deutliche Schmerzlinderung und wenig Nebenwirkungen erleben. Viele brechen die Opioidtherapie

aber wieder ab, meistens wegen Nebenwirkungen.

■ **Für wen nicht oder nur bedingt geeignet?**
Bei Schmerzen des Bewegungssystems, die ausschließlich unter Belastung auftreten, sind Opioide nicht geeignet. Oft unwirksam und immer riskant ist die Verordnung von Opioiden bei Menschen, deren Schmerzzustände nicht auf eine körperliche Ursache zurückgeführt werden können, und bei Schmerzen, für deren Entstehung oder Aufrechterhaltung psychische oder psychosomatische Faktoren eine zentrale Rolle spielen. Diese Patienten haben ein sehr hohes Risiko, eine Medikamentenabhängigkeit zu entwickeln. Vor jeder Opioidverordnung sollte daher immer eine eingehende Untersuchung erfolgen, die neben einer körpermedizinisch versierten immer auch eine psychotherapeutisch oder psychosomatisch kompetente Person einschließen sollte.

■ **Verträglichkeit und Sicherheit:**
Vor allem wenn sie falsch angewandt werden, bergen Opioide ein hohes Risiko, eine Suchterkrankung auszulösen. Bei sorgfältiger Indikationsstellung und Beachtung einiger Vorsichtsmaßnahmen sind Opioide jedoch sehr gut verträgliche Medikamente. Anders als die meisten Nicht-Opioid-Schmerzmittel haben Opioide keinerlei organschädigende Eigenschaften. Die Verträglichkeit der verschiedenen Arzneimittel kann etwas variieren.

Häufige Nebenwirkungen:
- Übelkeit und Erbrechen, vor allem in den ersten ein bis zwei Wochen der Behandlung
- Darmträgheit, Verstopfung
- Schwierigkeiten beim Wasserlassen
- Müdigkeit, Benommenheit
- Verlangsamung von Denken/Handeln
- Schlafstörungen (obwohl Opioide bei den meisten Schmerzpatienten eher schlaffördernd wirken) und Albträume
- Beeinträchtigung der Stimmungslage, Niedergeschlagenheit

Folgende Nebenwirkungen sind seltener oder ihre Häufigkeit ist ungeklärt:
- Juckreiz
- Hormonelle Störungen
- Ausbleiben der Menstruation
- Milchfluss bei nicht stillenden Frauen
- Störungen sexueller Funktionen, wie Impotenz, Verlust des sexuellen Verlangens (Libido)
- Asthma (anfallsartige Atemnot)
- Schmerzüberempfindlichkeit (Hyperalgesie)

In Einzelfällen traten auf:
- lebensbedrohliche Atemlähmungen, vor allem unter falsch dosierten Opioidpflastern
- Ödeme (Wasseransammlungen im Gewebe)
- Symptome einer Psychose, wie Stimmenhören, Wahngedanken
- Muskelzuckungen
- Gelenkschmerzen

Wechselwirkungen:
Die Kombination mehrerer Opioide ist in der Regel unsinnig und kann sogar die Gesamtwirkung abschwächen. Wirkung oder Nebenwirkungen von Opioiden – einschließlich der gefährlichen Atemlähmung – können unter anderem durch folgende Arzneimittelgruppen verstärkt oder verlängert werden:
- Beruhigungsmittel
- Schlafmittel
- manche Medikamente gegen psychische Erkrankungen
- manche Medikamente gegen Schüttellähmung (Morbus Parkinson)
- manche Mittel gegen Allergien
- manche Mittel gegen Sodbrennen
- Ritonavir (bei HIV-Infektion)
- Mittel gegen Pilzinfektionen
- manche Mittel gegen Bluthochdruck
- Alkoholika können die atemlähmende Wirkung von Opioiden verstärken und zu einer zu raschen Freisetzung des Wirkstoffs bei retardierten Präparaten führen.

Knorpelschützende Substanzen (Chondroprotektiva)

Die Entwicklung von Chondroprotektiva, zu deutsch Knorpelschützer, war von der Vorstellung getragen, man könne dem Gelenkknorpel helfen, sich zu regenerieren, indem man in reichlicher Menge die Stoffe zuführt, aus denen der Organismus Knorpel bildet. Allerdings ist der erhoffte Durchbruch in der Behandlung der Arthrose damit nicht erreicht worden. Es ist unter Experten strittig, ob diese Substanzen überhaupt einen nennenswerten Effekt auf den Verlauf der Arthrose haben. Direkt ins Gelenk gespritzt (Näheres auf S. 108) scheinen sie etwas besser zu wirken als wenn man sie einnimmt. Als Arzneimittel in Deutschland zugelassen sind derzeit verschiedene Formen von Glucosamin und Hyaluronsäure. Chondroprotektiva sind auch manchen Nahrungsergänzungsmitteln beigemischt. Der Effekt solcher Mixturen ist fraglich und durch nichts bewiesen. Das trifft auch auf eine Vielzahl von Naturprodukten – von der Gelatine bis zum Elchgeweihpulver – zu, die angeblich den Knorpelaufbau unterstützen.

Glucosaminsulfat und -hydrochlorid

Manchen Studien zufolge scheint Glucosaminsulfat bei Arthrosepatienten Schmerzen und Gelenkbeweglichkeit in höherem Maß zu verbessern als ein Scheinmedikament. Andere Studien konnten wiederum keinen solchen Effekt nachweisen. Eine umfassende Analyse aus dem Jahr 2009 wertete alle bisherigen Studien aus, die einen hohen wissenschaftlichen Qualitätsstandard erfüllen. Das Ergebnis war, dass nur die Studien mit einem bestimmten Präparat (in Deutschland unter dona® im Handel) positiv abschnitten. Insgesamt betrachtet aber ist die Wirksamkeit von Glucosaminsulfat bei Arthrose ungewiss.

Die chemische Variante Glucosaminhydrochlorid scheint keinen nennenswerten Effekt auf die Symptome einer Arthrose zu haben.

Hyaluronsäure und Chondroitin

Zu diesen beiden Substanzen gibt es sowohl positive als auch negative Ergebnisse aus klinischen Studien. Wenn sie überhaupt einen Effekt auf die Symptome einer Arthrose haben, dann scheint dieser zumindest bei den Präparaten zum Einnehmen (Näheres zu Spritzen ins Gelenk auf S. 108) gering zu sein.

Heilpflanzen (Phytopharmaka)

Die Liste der Heilpflanzen, die seit vielen hundert Jahren gegen Gelenkerkrankungen eingesetzt werden, ist lang. Hier nur einige Beispiele:

- Brennnessel
- Eschenrinde
- Gewöhnliche Braunelle
- Goldrute
- Hagebutten
- Indischer Weihrauch
- Ingwerwurzel
- Mandschurische Waldrebe
- Pappelrinde und -blätter
- Schlangengurke
- Teufelskrallenwurzel
- Weidenrinde

Wir beschränken und hier auf die Beschreibung einiger weniger Pflanzenarzneien, bei denen die bisherige klinische Forschung einen Nutzen in der Arthrosetherapie zumindest nahelegt. Das heißt nicht, dass die vielen anderen Pflanzen oder Kombinationen derselben, die in der traditionellen Kräuterheilkunde gegen Gelenkerkrankungen eingesetzt werden, unwirksam sind. Was Sie an einheimischen

Kräutern auf dem legalen Weg beziehen, um sich daraus einen Tee zu bereiten, ist in aller Regel so risiko- und nebenwirkungsarm, dass Sie getrost selbst probieren können, ob es Ihnen hilft.

Weidenrinde (Salix alba)

Weidenrinde wirkt schmerzlindernd, entzündungshemmend und fiebersenkend. Eine Reihe von Inhaltsstoffen scheinen an diesen Wirkungen beteiligt zu sein; teilweise sind sie mit der Azetylsalizylsäure chemisch verwandt, wie das Salizin und andere Salizylate. Der Wirksamkeitsnachweis aus klinischen Studien erstreckt sich bislang nur auf Weidenrinden-Fertigpräparate mit einem definierten Salizin-Gehalt und nicht auf weidenrindenhaltige Tees.

- Bei Arthrose geeignet?

Menschen mit Gelenkschmerzen können von der Behandlung profitieren.

- Für wen nicht oder nur bedingt geeignet?

Weidenrindepräparate sollten nicht von Menschen eingenommen werden, die eine Allergie gegen Salizylate, also beispielsweise gegen Aspirin®, haben. Auch wer unter einer bestimmten Atemwegerkrankung, wie Asthma oder spastischer Bronchitis, leidet, sollte Weidenrindepräparate meiden. Wenn Sie in der Vergangenheit ein Magen- oder Darmgeschwür hatten oder die Funktion Ihrer Niere eingeschränkt ist, sollten Sie vorher Rücksprache mit Ihrem Arzt halten.

- Nebenwirkungen:

Gelegentlich können Magen-Darm-Beschwerden wie Übelkeit oder Magenschmerzen auftreten. Dann sollten Sie das Mittel nicht mehr einnehmen. Auch bei Hautreaktionen, wie Juckreiz oder Ausschlägen, sollten Sie das Mittel absetzen.

- Wechselwirkungen:

Weidenrinde kann die Wirkung von blutgerinnungshemmenden und blutzuckersenkenden Mitteln verstärken. Die Wirkung von harntreibenden Mitteln (Diuretika, u. a. bei Bluthochdruck) kann abgeschwächt werden. Bei Kombination der Weidenrinde mit Kortikosteroiden (S. 92) oder alkoholischen Getränken steigt das Risiko für Geschwüre und Blutungen im Magen-Darm-Trakt.

Phytodolor®

Dieses Mittel enthält alkoholische Frischpflanzenauszüge aus Eschenrinde, Zitterpappelrinde und -blättern sowie Echtem Goldrutenkraut. Wie die Weidenrinde (s. o.) enthält auch die Zitterpappelrinde Salizin, das im Körper zur schmerzlindernden und entzündungshemmenden Salizylsäure umgewandelt wird. Echtes Goldrutenkraut und Eschenrinde enthalten weitere Substanzen, die über verschiedene Wirkmechanismen Schmerzen und Entzündungsprozesse hemmen sollen.

- Bei Arthrose geeignet? Es gibt keine Studien zur Wirksamkeit von Phytodolor®, die den wissenschaftlichen Ansprüchen

zum Beleg der Wirksamkeit genügen.
Bei Arthrose weisen einige Studien auf eine mit NSAR vergleichbare Wirksamkeit von Phytodolor®-Tropfen hin. Demzufolge lindern sie Schmerzen, Schwellung und Steifigkeit der Gelenke und verbessern die Beweglichkeit. Der Bedarf an anderen Schmerzmitteln kann dadurch gesenkt werden. Eine abschließende Bewertung von Wirksamkeit und Verträglichkeit der Pflanzenmixtur, insbesondere im Vergleich zu den Einzelbestandteilen, ist aber bislang nicht möglich.

■ Für wen nicht oder nur bedingt geeignet?
Menschen mit Atemwegerkrankungen, Anfallsleiden, Magen-Darm-Geschwüren, Leber- oder Nierenfunktionsstörungen sollten Phytodolor® nicht ohne vorherige Rücksprache mit ihrem Arzt einnehmen. Wegen des Alkoholgehalts der Tropfen sind diese nicht für Schwangere und Menschen mit Suchterkrankungen geeignet.

■ Nebenwirkungen:
Unter der Einnahme von Phytodolor® kann es zu Übelkeit, Durchfall und allergischen Reaktionen kommen.

■ Wechselwirkungen:
Der in dem Medikament enthaltene Alkohol kann die Wirkung von vielen Medikamenten verstärken, etwa von Schlaf- und Beruhigungsmitteln, Psychopharmaka, anderen Schmerzmitteln und einigen Medikamenten gegen Bluthochdruck.

Ingwerwurzel

Ingwer ist in Asien, Westafrika und in der Karibik heimisch und wird in diesen Regionen traditionell als Gewürz- und Heilpflanze verwendet. Sie enthält entzündungshemmende Substanzen, unter anderem auch Salizylate (s. o.). Ingwer ist in pulverisierter, verkapselter Form erhältlich oder in Pflanzenöl aufgelöst.

■ Bei Arthrose geeignet?
Studien haben gezeigt, dass Ingwer bei Arthrose besser schmerzlindernd und beweglichkeitsfördernd wirkt als ein Scheinmedikament, aber nicht so stark wie Ibuprofen. Wegen seiner guten Verträglichkeit kann Ingwer für manche Arthrosepatienten eine Alternative zu herkömmlichen Schmerzmitteln darstellen. Ob frischer Ingwer dazu besser, schlechter oder genauso gut taugt wie ein Fertigpräparat, ist unklar. Wenn Sie es mit einem Tee aus frischem Ingwer probieren wollen: Frische Ingwerwurzel schälen, fein reiben oder im Küchenmixer zerkleinern, mit kochendem Wasser übergießen und etwa zehn Minuten ziehen lassen – fertig. Frischer Ingwertee schmeckt scharf, daran kann man sich aber schnell gewöhnen.

■ Für wen nicht oder nur bedingt geeignet?
Weil Ingwer Salizylate enthält, gelten hier prinzipiell dieselben Einschränkungen wie bei der Weidenrinde.

■ Nebenwirkungen:
Ingwer ist in aller Regel sehr verträglich und wird sogar gegen Übelkeit eingesetzt. Gelegentlich kann es zu leichten Missempfindungen im Magen oder an der Mundschleimhaut kommen.

Teufelskrallenwurzel

Die Teufelskralle, Harpagophytum procumbens, ist in den Savannen der Kalahari, also im südlichen Afrika, heimisch. Die Pflanzenwurzel wird in der dortigen Volksmedizin verwendet – unter anderem als Schmerzmittel und gegen Rheuma. Wissenschaftler bestätigen, dass sie entzündungshemmende und schmerzstillende Wirkstoffe enthält. In deutschen Apotheken wird Teufelskrallenwurzel sowohl in roher, getrockneter Form zur Teezubereitung als auch in Tabletten- oder Kapselform angeboten.

■ Bei Arthrose geeignet?
Es gibt Hinweise, dass ein Harpagophytum-Präparat gegen Gelenkschmerzen hilft.

■ Für wen nicht oder nur bedingt geeignet?
Wenn Sie unter einem Magen- oder Zwölffingerdarmgeschwür leiden, sollten Sie kein Harpagophytum-Präparat einnehmen. Menschen mit Gallensteinen sollten vorher den Rat ihres Arztes einholen.

■ Nebenwirkungen:
Selten können unter der Einnahme Übelkeit, Erbrechen, Durchfall, Kopfschmerzen und Schwindel auftreten. Auch schwere allergische Reaktionen sind in seltenen Fällen möglich.

■ Wechselwirkungen:
Es sind keine Wechselwirkungen mit anderen Medikamenten bekannt.

Nahrungsergänzungsmittel

Welche Bedeutung eine geeignete Ernährung für die Vorbeugung und Behandlung von Gelenkerkrankungen hat, erfahren Sie auf Seite 27. Unter bestimmten Umständen kann – zusätzlich zu einer individuell angepassten Diät – die Einnahme von Fisch- oder bestimmten Pflanzenölen zur Vermeidung von Entzündung und Schmerzen beitragen. Für alle anderen Nahrungsergänzungsmittel, wie Vitamine, Mineralstoffe oder Spurenelemente, ist eine schmerztherapeutische Wirkung nicht nachgewiesen. Solange keine ausgeprägten Mangelzustände vorliegen, etwa ein durch jahrelange Fehlernährung entstandener Vitaminmangel, sind Vitaminpräparate und Nahrungsergänzungsmittel nicht erforderlich, und eine ausgewogene Ernährung, die alles enthält, was der Körper braucht, steht immer an erster Stelle.

Omega-3-Fettsäuren

Wie im Kapitel zur Ernährung (S. 27) beschrieben, wirkt eine Omega-3-Fettsäuren-reiche Ernährung der Bildung von Entzündungsstoffen entgegen und ist daher besonders bei entzündlichen Gelenkerkrankungen zu empfehlen. Reich an Omega-3-Fettsäuren sind fetter Fisch, Raps-, Lein-, Soja- oder Olivenöl. Will man seine Omega-3-Fettsäurenzufuhr steigern, dann sollte man dies über die Ernährung versuchen. Grundsätzlich ist das auch über die Einnahme von Fischölkapseln möglich, allerdings stehen diese in Verdacht, bei häufiger Einnahme das Risiko von Prostatakrebs zu erhöhen. Auch wenn die Studien, in denen Hinweise auf einen solchen Effekt gefunden wurden, noch keine endgültigen Schlussfolgerungen erlauben, sollten zumindest Männer auf nahrungsergänzendes Fischöl verzichten und eher auf Pflanzenöle als Omega-3-Fettsäurequelle zurückgreifen. Diese scheinen in Bezug auf das Krebsrisiko unbedenklich zu sein. Möglicherweise wirken sie genau so gut auf die Symptome einer entzündlichen Gelenkerkrankung wie Fischöl, das ist aber noch nicht in geeigneten Studien bewiesen worden.

■ Für wen besonders geeignet?
Bei Menschen mit rheumatoider Arthritis (S. 20) kann die regelmäßige Einnahme von Fischöl Schmerzen, Steifigkeit und Schwellungen der Gelenke vermindern. Auch die erkrankungsbedingte Müdigkeit und Abgeschlagenheit (Fatigue) sowie der Bedarf an anderen Schmerzmitteln kann unter der Fischölbehandlung zurückgehen. Hinweise darauf, dass Fischöl möglicherweise auch die Stimmung verbessern und Depressivität vermindern kann, bedürfen noch der weiteren Erforschung.

■ Für wen nicht oder nur bedingt geeignet?
Ob Fischöl auch bei der primären Arthrose wirkt, ist unklar. Leiden Sie an einer Erkrankung der Leber, Galle oder Bauchspeicheldrüse, einer Atemwegerkrankung, Herzrhythmus- oder Blutgerinnungsstörungen oder an einer eingeschränkten Fettverdauung, dann sollten Sie vorher den Rat Ihres Arztes einholen.

■ Nebenwirkungen:
In seltenen Fällen kann Fischöl Übelkeit, Erbrechen, Durchfall oder Blähungen verursachen. Fischöl kann die Gerinnungsfähigkeit des Bluts vermindern. Wenn Verletzungen ungewöhnlich lange bluten oder Ihre Haut vermehrt blaue Flecken zeigt, sollten Sie Ihre Blutgerinnungswerte untersuchen lassen.

MANCHE FISCHÖLKAPSELN ENTHALTEN SCHADSTOFFE

Fischöl kann unter Umständen Umweltgifte wie Methylquecksilber oder polychlorierte Biphenyle (PCB) enthalten. Die Stiftung Warentest hat die gängigsten Präparate untersucht und nur bei wenigen davon erhöhte Schadstoffwerte gefunden. Näheres auf den Seiten von test.de.

■ Wechselwirkungen:
Wenn Sie blutgerinnungshemmende Medikamente wie Aspirin® oder Marcumar® einnehmen, sollten Sie auf Fischöl verzichten, denn es kann deren Wirkung verstärken.

Gamma-Linolensäure

Die Omega-6-Fettsäure Gamma-Linolen-
säure (engl. gamma linolenic acid, GLA)
wirkt über eine Modulation des Fettstoff-
wechsels entzündungshemmend. Der Anteil dieser Fettsäure ist besonders hoch im
Öl von Schwarzen Johannisbeersamen, in
Nachtkerzenöl und Borretschöl. Diese Öle
sind in Apotheken und Reformhäusern erhältlich, entweder in Flaschen abgefüllt
oder in Kapselform.

■ Für wen besonders geeignet?
GLA-reiche Öle können bei Menschen
mit rheumatoider Arthritis Schmerzen
lindern und die Beweglichkeit der betroffenen Gelenke verbessern. Dabei scheinen hohe Dosierungen (über 1400 mg
GLA pro Tag) besser zu wirken als niedri-
gere.

■ Für wen nicht oder nur
bedingt geeignet?
Was die Anwendungsbereiche betrifft, gilt
prinzipiell dasselbe wie für Fischöl. Bislang gibt es allerdings keinerlei Hinweise
auf ein erhöhtes Krebsrisiko unter GLA.
Da Nachtkerzenöl epileptische Anfälle begünstigt, sollte es nicht von Menschen
mit Anfallsleiden (Epilepsie) und nicht in
Kombination mit bestimmten Medikamenten gegen Psychosen (Phenotiazine) eingenommen werden.

■ Nebenwirkungen, Wechselwirkungen:
Wechselwirkungen mit anderen Schmerzmitteln sind bei GLA-reichen Ölen noch
wenig erforscht. Sie scheinen aber sehr
gut verträglich zu sein. Übelkeit, Verdau-
ungsbeschwerden, Kopfschmerzen und
Hautausschläge können in seltenen Fällen
auftreten.

Avocado-Sojaöl-Präparate

Bestimmte Inhaltsstoffe aus Avocado-
und Sojabohnenöl (deren unverseifbare
Anteile) haben in Tierexperimenten
entzündungshemmende und Knorpel-
wachstumsfördernde Eigenschaften
gezeigt.

■ Bei Arthrose geeignet?
In Studien bei Menschen mit Arthrose
wurde ein Präparat aus unverseifbaren
Anteilen von Avocado- und Sojabohnenöl mit einem Scheinmedikament verglichen. Das Präparat linderte Schmerzen
und verbesserte die Gelenkbeweglichkeit.
Die Patienten, die es einnahmen, benötig-
ten weniger NSAR als die, die das Scheinmedikament erhielten. Möglicherweise
können Avocado-Sojaöl-Präparate den
Knorpelabbau bei der Arthrose bremsen,
das muss in weiteren Studien überprüft
werden.

■ Nebenwirkungen:
In seltenen Fällen können Avocado-Sojaöl-Präparate allergische Reaktionen auslösen.

MEDIKAMENTE ZUR ÄUSSERLICHEN ANWENDUNG

Auch äußerlich aufgetragene Arzneien, wie Salben, Gele oder Arzneipflaster, können bei Gelenkerkrankungen von Nutzen sein. Ein entscheidender Vorteil dieser Anwendungsform ist, dass – wenn man nicht extrem großflächig behandelt – nur sehr geringe Mengen des Wirkstoffs in den Blutkreislauf geraten; damit vermeidet man viele teils schwerwiegende Nebenwirkungen, die bei der innerlichen Anwendung zum Problem werden können. Gele haben dabei eine zusätzliche kühlende Komponente. Nebenwirkungen unter äußerlich angewandten Mitteln sind in der Regel auf zeitweilige örtliche Hautreaktionen beschränkt. Nachteil: Die Eindringtiefe der Wirkstoffe ist begrenzt, kann aber mithilfe der Iontophorese (S. 65) etwas verbessert werden. Ob sie wirklich in nennenswertem Umfang die Gelenke erreichen, ist bei vielen Mitteln noch unklar. Am ehesten scheint das zu gelingen, wenn der Weg zwischen Hautoberfläche und Gelenkinnenraum relativ kurz ist, etwa bei der Behandlung der Hand oder von Sehnenansätzen.

Nichtsteroidale Antirheumatika

Bei Arthrose von Knie und Hand hat sich die äußerliche Anwendung des Nichtsteroidalen Antirheumatikums (NSAR) Diclofenac (S. 86) als vergleichbar schmerzlindernd erwiesen wie Diclofenac in Tablettenform. Ob die äußerliche Anwendung von NSAR auch in der Behandlung anderer Gelenke wirksam ist, kann auf Basis der bisherigen Studien nicht verlässlich beurteilt werden. Entscheidender Vorteil der äußerlichen gegenüber der innerlichen Anwendung von NSAR ist, dass sie das Risiko für schwerwiegende Nebenwirkungen wie Magenblutungen, Nierenschäden, Herzinfarkt oder Schlaganfall nicht erhöhen, weil nur sehr geringe Mengen des Wirkstoffs in den Blutkreislauf gelangen. Bei sehr großflächiger Anwendung ist das zwar theoretisch denkbar; es gibt aber bisher keine konkreten Fälle, bei denen ein solcher Zusammenhang nachgewiesen werden konnte. Nebenwirkungen: In seltenen Fällen kann es zu Hautreizungen oder allergischen Hautreaktionen kommen.

Salizylathaltige Kombinationen

Die Salizylsäure ist ein Inhaltsstoff der Weidenrinde (S. 98). Das berühmteste chemisch mit der Salizylsäure verwandte Schmerzmittel ist die Azetylsalizylsäure (Aspirin®; S. 98). Andere chemische Varianten und die Salizylsäure selbst kommen auch in Salben vor, die zur Behandlung von Schmerzen des Bewegungssystems eingesetzt werden. Allerdings ist deren Wirkung fraglich; vermutlich wirken die über die Haut aufgenommenen Salizylatmengen nicht ausreichend entzündungs- und schmerzhemmend.

Ein Gel, das eine Kombination von Wirkstoffen aus der Rosskastanie mit dem

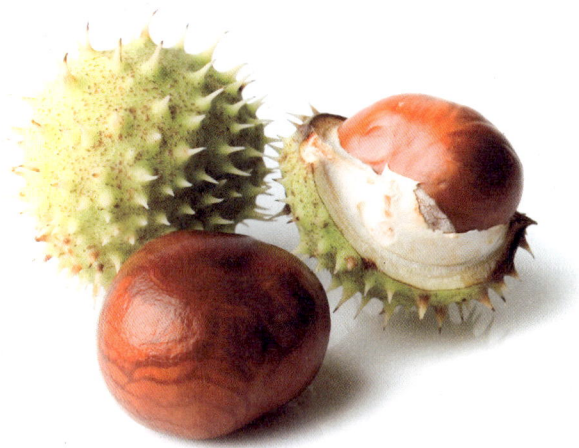

synthetischen, leicht entzündungshemmenden Diethylaminsalizylat enthält (Reparil®-Gel N), kann möglicherweise in der unterstützenden Behandlung akuter Schmerzen bei Arthrose nützlich sein.

Nebenwirkungen: Im Zuge großflächiger Behandlungen über längere Zeiträume sind bei salizylathaltigen Präparaten Vergiftungserscheinungen und im Extremfall eine Schädigung der Niere möglich.

Pflanzliche Wirkstoffe und Kombinationen

Für die äußerliche Anwendung steht eine große Zahl pflanzlicher Präparate zur Verfügung, die frei verkäuflich sind und denen schmerzlindernde Wirkungen zugeschrieben werden. Diese Wirkungen sollen über entspannende, durchblutungsfördernde und – je nach Zusammensetzung – wärmende oder kühlende Effekte vermittelt werden. Darreichungsformen sind Salben, Cremes, Gele, Öle, alkoholische Zubereitungen zum Einreiben und Badezusätze. Nur für wenige dieser Präparate ist die Wirksamkeit mit hoher wissenschaftlicher Beweiskraft belegt. Äußerlich angewandte Pflanzenpräparate sind bei sorgfältiger Handhabung in aller Regel gut verträglich und der Verwendung als unterstützendes Hausmittel steht dann kaum etwas entgegen. Hier nur wenige Beispiele für äußerlich anzuwendende Pflanzenarzneien, die teilweise auf eine lange Tradition in der Volksheilkunde zurückblicken und bei denen mit den heute etablierten Forschungsmethoden vorläufige Hinweise auf schmerztherapeutische Wirkungen gefunden wurden:

- Die äußerliche Anwendung von Beinwell (Symphytum officinale) kann möglicherweise zur unterstützenden Behandlung von Gelenkschmerzen beitragen, so das vorläufige Ergebnis aus klinischen Studien.
- Äußerlich angewandte Arnika-Präparate haben in der Behandlung von Schmerzen des Bewegungssystems vermutlich eine mit NSAR vergleichbare Wirksamkeit. Lokale Nebenwirkungen wie allergische Hautausschläge scheinen unter Arnikapräparaten so häufig vorzukommen wie unter NSAR, möglicherweise sogar etwas häufiger.
- Die kühlenden und durchblutungsfördernden Effekte mancher ätherischer Öle, etwa Pfefferminzöl oder Eukalyptusöl, können als schmerzlindernd empfun-

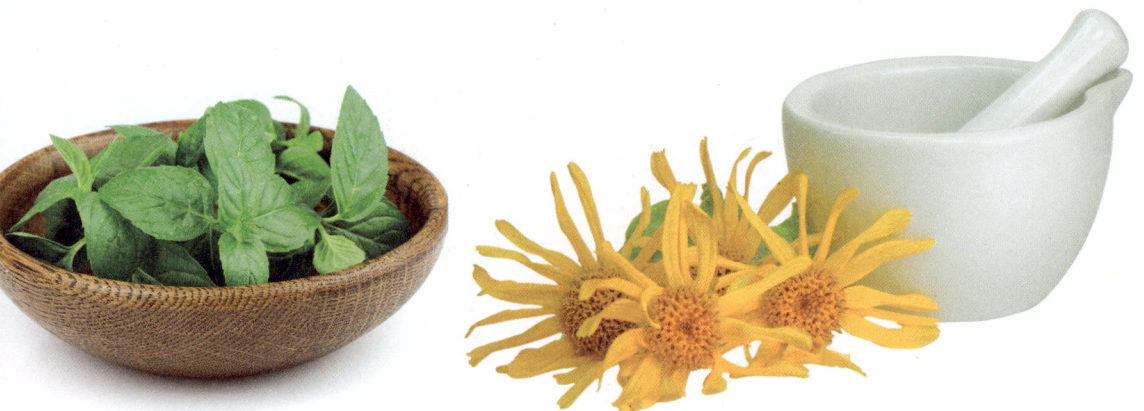

den werden. Möglicherweise trägt auch der Geruch dieser Öle zu einer wohltuenden und entspannenden Gesamtwirkung bei.

- Menthol ist auch in manchen Franzbranntwein-Präparaten enthalten und verstärkt dessen kühlende Wirkung. Manche Patienten mit Gelenkschmerzen erfahren durch solche alkoholischen Einreibungen eine Schmerzlinderung. Menschen mit sehr trockener oder spröder Haut sind sie nicht zu empfehlen.

- Tigerbalsam ist eine Salbe mit ätherischen Ölen, unter anderem auch Pfefferminzöl und Menthol. Die Rezeptur stammt aus Burma und ist weltweit als Fertigpräparat frei verkäuflich. Der weißen Variante werden eher kühlende, der roten eher wärmende Effekte zugeschrieben. Zu den möglichen, wenn auch nicht wissenschaftlich gesicherten Anwendungsgebieten zählen auch Gelenkschmerzen.

Hautreizende und wärmende Mittel

Diese äußerlich angewandten Mittel wirken in der Regel durchblutungsfördernd und erwärmend. Sie können über reflektorische Mechanismen im Nervensystem eine Schmerzlinderung bewirken. Möglicherweise wirken sie dabei ähnlich wie andere Reizbehandlungen, etwa Reflexzonenmassage (S. 49) oder Elektrotherapie (S. 65). Ob damit allerdings ein nennenswerter Nutzen in der Behandlung von Gelenkschmerzen erreicht werden kann, ist bei vielen dieser Verfahren ungewiss. Ein verblindeter Vergleich mit einer Scheinbehandlung (S. 45) im Rahmen von Studien ist wegen der unvermeidlichen Hautreaktionen und -empfindungen unter der echten Behandlung kaum möglich.

Vorsicht, hautreizende Mittel

- Nur bei gesunder, unempfindlicher Haut

Bei Menschen mit besonders empfindlicher Haut, Hauterkrankungen wie Kontaktallergien, Schuppenflechte, offenen Hautverletzungen oder nach einer Strahlentherapie der behandelten Körperregion scheiden hautreizende Verfahren aus.

- Kein Augen- oder Schleimhautkontakt

Jeglicher Kontakt von hautreizenden Medikamenten – einschließlich Pflastern – mit den Schleimhäuten und den Augen ist tunlichst zu vermeiden. Der Behandelnde

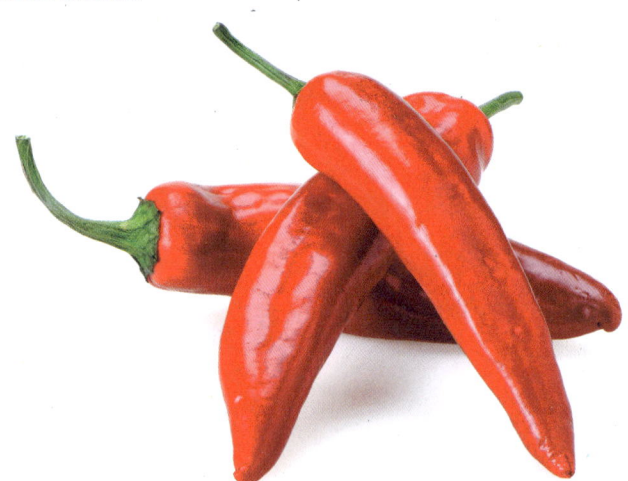

sollte beim Auftragen von hautreizenden Salben oder Cremes flüssigkeitsdichte Handschuhe tragen. Suchen Sie nach versehentlichem Augenkontakt sofort einen Augenarzt auf.

■ Keine zusätzliche Wärmebehandlung
Wärmebehandlungen (S. 54) wie etwa durch Bestrahlungen, Heizkissen oder Wärmflaschen sollten nicht mit hautreizenden Cremes oder Pflastern zusammen angewandt werden, da sie deren Wirkung und Nebenwirkungen unkontrolliert verstärken und zu einer unerwünschten Aufnahme der Wirkstoffe ins Blut führen können.

■ Nicht bei aktiver Entzündung
Im akuten Schub einer entzündlichen Gelenkerkrankung und bei geschwollenen, geröteten oder überwärmten Gelenken können hautreizende, wärmende Mittel zu einer Verschlimmerung führen und kommen daher in aller Regel nicht infrage.

Capsaicin

Capsaicin ist ein Stoff, der in Paprika- und Chilischoten vorkommt und der beim Verzehr das typisch scharfe – je nach Menge und Gewöhnung – Geschmacks- bis Schmerzerlebnis hervorruft.

Kommt die Haut mit größeren Mengen von Capsaicin in Berührung, dann macht das bestimmte Nervenenden empfindlicher, genauer gesagt die Enden der C-Fasern, die für den Empfang und die Weiterleitung von Schmerz- und Hitzereizen zuständig sind. Dementsprechend treten in den mit Capsaicin behandelten Hautarealen zunächst heftige, brennende Schmerzen und eine Schmerzüberempfindlichkeit auf. Nach einer vier bis sechs Wochen dauernden, drei- bis viermal täglichen Anwendung fangen die C-Fasern endlich an zu schwächeln und versagen daraufhin vorübergehend ihren Dienst: Der eigentliche schmerztherapeutische Effekt tritt ein, das heißt die Schmerzempfindlichkeit in der behandelten Körperregion lässt nach und damit auch die Gelenkschmerzen. Bei niedrigeren Dosierungen, etwa bei einem capsaicinhaltigen Wärmepflaster (s. u.), überwiegt der wärmende, durchblutungsfördernde gegenüber dem beschriebenen schmerzfaserstimulierenden Effekt. Capsaicin steht in verschiedenen Dosierungen als Creme, Gel oder Arzneipflaster zur Verfügung.

■ Bei Gelenkschmerzen geeignet?
Es gibt Hinweise darauf, dass Capsaicin

bei Schmerzen des Bewegungssystems wirksam ist. Einem Behandlungsversuch mit dieser relativ nebenwirkungsarmen Methode steht daher nichts im Wege.

■ Nebenwirkungen:
Wie bei allen Pflasteranwendungen sind lokale Hautirritationen und allergische Reaktionen möglich. Der Kontakt von Augen und Schleimhäuten mit der stark reizenden Substanz sollte tunlichst vermieden werden.

Brennnesselschlagen und Ameisenbisse

„Wer an Rheumatismus leidet, und kein Mittel mehr findet, denselben auszutreiben, bestreiche oder schlage die schmerzenden Stellen täglich ein paar Minuten lang mit frischen Brennnesseln. Die Furcht vor der ungewohnten Rute wird bald der Freude über deren vorzügliche Heilwirksamkeit weichen", so schrieb Sebastian Kneipp im Jahr 1888. Bei diesem Verfahren gelangen Spuren reizender und durchblutungsfördernder Stoffe der Brennnessel, wie Histamin und Ameisensäure, in die Haut. Ähnliche Effekte wie bei anderen Verfahren in diesem Kapitel sind also zumindest denkbar. Klinische Studien, die die Wirksamkeit bei Schmerzen, etwa im Rahmen der rheumatoiden Arthritis (S. 20), beweisen oder widerlegen könnten, gibt es nicht und ob Sie es selbst ausprobieren wollen, bleibt Ihnen überlassen. Ähnliches gilt für die aus Großmutters Zeiten überlieferte Gepflogenheit mancher Rheumakranker, die

schmerzenden Körperteile unbekleidet auf einen Ameisenhaufen zu legen.

Rezeptfreie Wärmepflaster

Man kann rezeptfrei erhältliche Wärmepflaster in zwei Kategorien einteilen: Zum einen gibt es Pflaster, die durch einen chemischen Prozess Wärme produzieren und an die Haut abgeben. Das ist also eine von vielen verschiedenen Techniken der Wärmebehandlung (S. 54). Zum anderen gibt es Arzneipflaster, Salben und Cremes, die in der Haut eine – je nach Dosis – leichte oder stärkere Hautreizung mit Durchblutungssteigerung und damit letztlich auch Erwärmung bewirken. Diese Heilmittel enthalten als Wirkstoff entweder Capsaicin (s. o.), den ebenfalls capsaicinhaltigen Cayennepfeffer oder das synthetische, capsaicinähnliche Novinamid. Ob sie Schmerzen genauso wirksam lindern wie „echte" Wärmeanwendungen, etwa heiße Kompressen oder Bestrahlungen, ist unklar. Ein Vorteil der Pflaster ist deren einfache Handhabung, was etwa für geschwächte oder bettlägerige Kranke von Vorteil sein kann.

■ Bei Gelenkschmerzen geeignet?
Zur Unterstützung der Schmerztherapie bei primärer Arthrose sind Wärmepflaster geeignet. Behandlungszeiträume von mehr als sechs Wochen wurden bislang nicht in Studien geprüft. Daher können keine Aussagen über die Langzeitwirksamkeit und -verträglichkeit gemacht werden.

MEDIKAMENTE ZUR INJEKTION (SPRITZEN)

Medikamente direkt ins Gelenk zu spritzen, im Fachjargon „intraartikuläre Injektion", ist eine bei Arthrose weitverbreitete Behandlungsform. Bislang ungeklärt ist jedoch, ob diese Behandlung anderen, insbesondere nichtmedikamentösen und risikoärmeren überlegen oder wenigstens ebenbürtig ist. Das in geeigneten Studien zu prüfen, wird dadurch erschwert, dass der Plazeboeffekt oder genauer Kontexteffekt (S. 45) bei Injektionsbehandlungen generell sehr hoch ist. Zudem liegt bei entzündeten Gelenken sehr häufig ein Erguss (S. 13) vor und die überschüssige Gelenkflüssigkeit wird im Rahmen einer Gelenkpunktion immer abgelassen, was meistens zu einer deutlichen Schmerzlinderung – auch ohne Medikament – führt.

Gelenkspritzen sind nicht ohne Risiko

So unbestimmt der Nutzen von Injektionen ins Gelenk bleibt, so sicher ist, dass sie nicht ohne Risiken sind. Es kann dabei beispielsweise durch Einschleppung von Krankheitserregern zu einer Gelenkinfektion kommen. Auch, dass das Medikament versehentlich in ein Blutgefäß gespritzt wird und dann zu schweren Nebenwirkungen führt, ist zwar selten, aber nicht ausgeschlossen. Ins Gelenk injizieren sollte daher nur ein versierter Arzt – unter sorgfältiger Einhaltung hygienischer Regeln. Dazu gehört beispielsweise, dass er das Hautareal, in das er die Spritze setzt, vorher sorgfältig desinfiziert, den „Operationsbereich" mit einem sterilen Tuch abdeckt und Mundschutz sowie sterile Handschuhe trägt.

Die wiederholte Injektion insbesondere von schnell wirksamen Medikamenten – wie Opioiden oder Lokalanästhetika – kann eine Medikamentenabhängigkeit begünstigen. Für Menschen mit Suchterkrankungen, anderen psychischen Erkrankungen wie Depressionen oder somatoformen Schmerzstörungen (S. 19) sind solche Behandlungen ungeeignet.

Prinzipiell können in jedes Gelenk Medikamente eingebracht werden; am häufigsten wird die Methode aber bei den großen Gelenken angewandt, also Knie, Hüfte, Schulter und Sprunggelenk.

▮ SPRITZEN IN MUSKEL UND VENE?

Medikamente stehen in unterschiedlichen Darreichungsformen für Spritzen zur Verfügung. Grundsätzlich wäre es also denkbar, schmerz- und entzündungshemmende Mittel in den Blutkreislauf einzubringen, entweder direkt in die Blutgefäße – intravenös, oder in die Muskulatur – intramuskulär. Das Risiko für Nebenwirkungen im Bereich des Magen-Darm-Trakts, wie Blutungen oder Magengeschwüre, wäre dabei niedriger als bei Tabletten oder trinkbaren Formen. Spritzen in den Muskel haben aber insgesamt eine höhere Komplikationsrate und wirken nicht besser als herkömmlich eingenommene Medikamente. Intravenöse Injektionen wiederum dürfen nur unter ärztlicher Überwachung durchgeführt werden und kommen daher für die Routinebehandlung der Arthrose nicht infrage.

Kortikosteroide

Näheres über diese Medikamente und ihre Wirkweise haben Sie bereits auf den vorherigen Seiten erfahren. Für Injektionen ins Gelenk stehen Kortikosteroide in einer speziellen „kristalloiden" Form zur Verfügung. Dadurch wird die Freisetzung des Wirkstoffs verzögert und die Wirkdauer verlängert. Die Wirksamkeit von Gelenkinjektionen ist für Kortikosteoride am besten belegt. Mindestens eine, höchstens aber vier Wochen lang hält ihr schmerzlindernder Effekt laut klinischen Studien an. Ob man den Effekt verstärken kann, indem man das behandelte Gelenk – wie häufig empfohlen – nach der Injektion 24 Stunden lang ruhigstellt, ist unklar. Die Behandlungskosten werden bei Arthrose und anderen Gelenkerkrankungen von der Krankenkasse übernommen.

Zu häufig schadet dem Gelenk

Hinsichtlich Gegenanzeigen, Nebenwirkungs- und Wechselwirkungspotenzial von Kortikosteroiden trifft das im Kapitel Medikamente zum Einnehmen Gesagte prinzipiell auch auf die Injektion ins Gelenk zu. Im Vergleich zur oralen Einnahme – etwa als Tablette – kommt von der verabreichten Dosis bei der intraartikulären

Injektion viel mehr im betroffenen Gelenk an und viel weniger im Blutkreislauf. Daher ist das Nebenwirkungsrisiko bei dieser Anwendungsform niedriger als bei der oralen, wenn auch nicht gleich null. Zu häufige Anwendung von Kortikosteroiden kann den Gelenkknorpel schädigen und erhöht das Risiko für andere Kortikoidnebenwirkungen. Experten empfehlen, eine Zahl von drei bis vier Injektionen pro Jahr nicht zu überschreiten und zwischen zwei Injektionen in ein- und dasselbe Gelenk eine Pause von mindestens vier Wochen, besser von drei Monaten, zu lassen.

Hyaluronsäure

Zu Beruhigung vorneweg: Hier wird nichts Saures oder gar Ätzendes ins Gelenk gespritzt – der Begriff „Säure" bezieht sich nur auf die chemische Struktur dieser Wirkstoffe, nicht aber auf deren saure oder basische Eigenschaften; die sind so neutral wie bei Wasser. Löst man Hyaluronsäure in Wasser auf, dann entsteht eine klare, farblose, gelartige Masse. Hyaluronsäure wird klassischerweise aus Hahnenkämmen gewonnen; mittlerweile kann man sie auch biotechnologisch aus unschädlichen Bakterien herstellen.

■ Wie wirkt sie?
Hyaluronsäure soll die Gelenkschmiere (S. 12) elastischer und zähflüssiger machen und damit den Gelenkknorpel besser gegen Reibungsverluste schützen. Zudem schreibt man der Hyaluronsäure einen günstigen Einfluss auf die körpereigene

Hyaluronsäurebildung und das Knorpel-
wachstum zu sowie entzündungs- und
schmerzhemmende Eigenschaften.

■ Bei Arthrose geeignet?
Der Nutzen von Hyaluronsäure bei Arthrose ist umstritten. Es gibt Hinweise darauf,
dass intraartikulär verabreichte Hyaluronsäure eine schmerzlindernde Wirkung hat,
die später einsetzt, aber dafür länger anhält als die der Kortikosteroide. Die stärks-
te Schmerzreduktion und Verbesserung
der Gelenkfunktion erzielte Hyaluronsäure
im Rahmen von Studien im Zeitraum von
5 – 13 Wochen nach Injektion. Das bedarf
aber der Überprüfung in weiteren klinischen Studien. Auch ob Hyaluronsäure
einen Einfluss auf den langfristigen Verlauf der Arthrose hat, ist noch unklar.

■ Nebenwirkungen:
Neben den oben beschriebenen Nebenwirkungen von Gelenkinjektionen kann es
bei der Anwendung von Hyaluronsäure
gelegentlich zu Hautirritationen und allergischen Reaktionen an der Einstichstelle
kommen. Insbesondere im Vergleich mit
Kortikosteroiden scheint Hyaluronsäure
jedoch eine relativ nebenwirkungsarme
Substanz zu sein.

Derzeit ist nur ein Hyaluronsäurepräpa-
rat (Hyalart®) für die intraartikuläre Injektion als Arzneimittel zugelassen (Stand:
Februar 2014). Eine ganze Reihe weiterer
Präparate sind als Medizinprodukte auf
dem Markt; das heißt, sie unterliegen
nicht denselben strengen Auflagen hinsichtlich Wirksamkeit und Sicherheit
wie Arzneimittel. Die gesetzlichen Krankenkassen übernehmen die Kosten für
eine intraartikuläre Behandlung mit Hyaluronsäure in der Regel nicht. Ob die weitverbreitete Behauptung zutrifft, Hyaluron-
säuren mit einem höheren Molekularge-
wicht seien dem relativ niedrigmolekula-
ren Hyalart® überlegen, ist unklar. Es gibt
sogar Hinweise darauf, dass höhere Mole-
kulargewichte mit einem größeren Nebenwirkungsrisiko einhergehen könnten. Für
ein verlässliches Urteil sind weitere Studi-
en nötig.

Lokalanästhetika
Wirkstoffe
■ Articain
■ Bupivacain
■ Lidocain
■ Mepivacain
■ Prilocain
■ Procain
■ Ropivacain

Die schmerzhemmende Wirkung dieser
Medikamente kennen Sie vermutlich
bereits – denken Sie nur an die örtlich
betäubende Spritze beim Zahnarzt. Wie
Sie dann ebenfalls bereits am eigenen
Leib erfahren haben, lässt die Wirkung
dabei innerhalb weniger Stunden nach.
Die Wirkdauer variiert je nach Wirkstoff
zwischen 45 Minuten und sechs Stunden.
Das ist der Grund, warum Lokalanästhetika als Einzelsubstanz nicht für die Behandlung von Gelenkschmerzen taugen;

sie werden daher meist in Kombination mit anderen, länger wirksamen Substanzen (s. u.) eingesetzt. Es ist aber fraglich, ob das Lokalanästhetikum in solchen Kombinationen wirklich einen zusätzlichen Nutzen im Vergleich zum damit kombinierten Medikament haben. Zudem können Lokalanästhetika die Knorpelzellen (Chondrozyten) schädigen, was gegen eine wiederholte Injektion dieser Substanzen ins Gelenk spricht.

Eine versehentliche Injektion in die Blutbahn ist bei diesen Medikamenten besonders sorgfältig zu vermeiden, da sie zu lebensbedrohlichen Herzrhythmusstörungen führen kann.

LEITUNGSANÄSTHESIE NUR IM EINZELFALL

Ähnlich wie bei der örtlichen Betäubung vor einer Zahnbehandlung können auch Gelenkschmerzen vorübergehend gelindert werden, indem man ein Lokalanästhetikum in die Nähe des Nervs spritzt, der die schmerzhaften Signale – etwa aus der Zahnwurzel oder eben aus einem kranken Gelenk – ins zentrale Nervensystem weiterleitet. Man spricht dabei von einer Leitungsanästhesie. Bei Arthrose kommt sie nur selten infrage, etwa wenn ein schwer geschädigtes Gelenk nicht operativ saniert werden kann und andere Behandlungsansätze keinen nennenswerten Erfolg zeigen. Sie sollte wegen besonderer Risiken unbedingt von einem Arzt durchgeführt werden, der damit Erfahrung hat.

Opioide

Auch Opioide (Näheres auf S. 94) können zur Schmerzbehandlung direkt ins Gelenk eingebracht werden. Die Wirksamkeit dieser Methode ist bislang am besten für Schmerzen nach Gelenkoperationen belegt. Die Schmerzreduktion hält einen bis zwei Tage lang an. Wie viel Wirkstoff dabei in den Blutkreislauf gelangt, ist unklar. Der überwiegende Teil der Wirkung scheint aber an Schmerzrezeptoren im Gelenk und nicht im zentralen Nervensystem anzusetzen. Trotzdem bleiben wichtige Fragen zum Nebenwirkungs- und Suchtpotenzial dieser Behandlungsform ungeklärt. Bevor man Opioide ins Gelenk spritzt, sollte man daher grundsätzlich dieselben Gegenanzeigen, potenziellen Risiken und Nebenwirkungen beachten wie bei anderen Anwendungsformen dieser Schmerzmittel. Da die Schmerzlinderung nur kurz anhält, sind intraartikuläre Opioide allenfalls in Kombination mit anderen Medikamenten für die Schmerztherapie bei Arthrose geeignet.

Was Sie sich sparen können

Arthrose ist eine der häufigsten Erkrankungen überhaupt und dementsprechend lässt sich damit sehr viel Geld verdienen. Daher werden manche Behandlungsmethoden sehr wirkungsvoll beworben und teuer verkauft, ohne dass es irgendwelche Belege für ihre Wirksamkeit gibt. Manche wirken sogar nachweislich nicht besser als ein Scheinmedikament. Man könnte nun sagen: „Was nicht schadet, kann ja jeder selbst ausprobieren und dann entscheiden, ob es für ihn von Nutzen ist und wie viel Geld er dafür ausgeben will." Diesem Grundsatz folge ich auch an vielen Stellen dieses Buches, an erster Stelle bei den meisten nichtmedikamentösen Methoden, bei denen ein zweifelsfreier Beweis der Wirksamkeit im Vergleich zu einer Scheinbehandlung aus methodischen Gründen nur bedingt möglich ist. Wenn es allerdings darum geht, etwas ins Gelenk zu spritzen, dessen Nutzen nicht nachgewiesen ist, sollte man vorsichtig werden. Schließlich sind Gelenkinjektionen an sich bereits mit einem gewissen Risiko behaftet und stellen eine Körperverletzung dar, die nur durch die realistische Aussicht auf einen Behandlungserfolg zu rechtfertigen ist. Hier ein paar Beispiele für Präparate, die zur Gelenkinjektion angeboten werden und von denen ich Ihnen dringend abrate:

- homöopathische Präparate, beispielsweise das häufig zur Gelenkinjektion verwendete Komplexpräparat Zeel® comp. N.
- „Frischzellen"
- Autologe Interleukin-1 (IL-1) Rezeptor-Antagonisten, Autologes konditioniertes Serum (ACS), Orthokin®-Therapie, eine Art Eigenblutbehandlung für 1 000 bis 1 800 Euro.
- Radiosynoviorthese (RSO): eine Variante der Strahlentherapie (S. 63), bei der eine radioaktive Substanz ins Gelenk eingebracht wird.

OPERATIONEN

In Deutschland wird viel operiert, unter anderem auch an den Gelenken. „Zu viel" sagen die einen; die anderen betonen die Vorteile der hohen Versorgungskapazitäten, beispielsweise dass es hierzulande keine nennenswerten Wartezeiten gäbe – anders als in manchen europäischen Nachbarländern, in denen monatelange Wartezeiten die Regel sind. Wer etwa in Großbritannien ein künstliches Hüftgelenk braucht, hat mit einer durchschnittlichen Wartezeit von mehr als fünf Monaten zu rechnen. Eingriffe an Schulter-, Knie- und Hüftgelenk scheinen in Deutschland häufiger durchgeführt zu werden als in den Nachbarländern. Arthroskopische Operationen (s. u.), aber auch die Implantation eines künstlichen Hüft- oder Kniegelenks gehören zu den 20 häufigsten chirurgischen Prozeduren. Im Jahr 2010 wurden laut Krankenhausstatistik 213 614 künstliche Hüftgelenke und 158 100 künstliche Kniegelenke eingepflanzt – Prothesenwechsel nicht mitgerechnet. Dabei sind ausgeprägte regionale Unterschiede zu verzeichnen; in den alten Bundesländern wird tendenziell mehr operiert als in den neuen, in ländlichen Regionen mehr als im Einzugsgebiet von Großstadtkliniken.

Warum so viele OPs?

Mit der wachsenden Zahl älterer Menschen allein lassen sich weder die häufigen Operationen noch die regionalen Unterschiede erklären. Was die eigentlichen Gründe dafür sind, ist ebenfalls Gegenstand einer kontroversen Debatte. Kritiker äußern den Verdacht, dass wirtschaftliche Interessen dabei gegenüber rationalen medizinischen Entscheidungen dominieren. Die eingeschränkte Verfügbarkeit von Behandlungsalternativen vor allem in ländlichen Regionen könne ebenfalls von Bedeutung sein. Dass in Deutschland insgesamt häufiger operiert wird als in vielen anderen Ländern, kann auch damit zu tun haben, dass Hightech-Diagnostik wie die Kernspintomografie (S. 23) hierzulande relativ häufig angewandt wird. Mit diesen empfindlichen, hochauflösenden bildgebenden Verfahren erkennen die Ärzte krankhafte Veränderungen – unter anderem auch an den Gelenken – in einem sehr frühen Stadium. Ob das immer wünschenswert ist, weil es zu einer früheren und damit effizienteren Behandlung beiträgt, oder auch eine Über- und Fehlversorgung fördert, ist wiederum Gegenstand der Diskussion.

Das Recht auf eine zweite Meinung

Ihr Arzt hat Ihnen eine Operation empfohlen und Sie sind nicht so recht überzeugt, dass diese wirklich sinnvoll ist? Dann ist es ratsam, wenn Sie sich eine zweite Meinung bei einem Spezialisten einholen.

Dabei geht es in der Regel nicht um richtig oder falsch – verschiedene Experten haben unterschiedliche Sichtweisen und gerade in der Erforschung der Wirksamkeit operativer Verfahren ist vieles noch ungeklärt. Wenn Sie mehrere ärztliche Meinungen hören, dann haben Sie aber die Möglichkeit, selbst nachzuvollziehen, was in Ihrem konkreten Fall für und was gegen eine Operation spricht und welche Argumente für Sie überzeugender sind. Außerdem sehen vier Augen in der Regel mehr als zwei, und manchmal entdeckt der Zweite – etwa auf den Kernspintomografiebildern – Dinge, die der Erste übersehen hat. Die letzte Entscheidung treffen aber immer Sie selbst.

Zweitmeinungshotline bei der Krankenkasse

Die Krankenkassen unterstützen grundsätzlich das Einholen von Zweitmeinungen. Viele gesetzliche und private Krankenkassen haben eine eigene Zweitmeinungshotline, das heißt, Sie erreichen über eine kostenlose Service-Telefonnummer einen Berater, der Sie bei Bedarf an einen ausgewiesenen Experten weitervermittelt. Übrigens haben Sie als Patient das Recht, sich Kopien sämtlicher Untersuchungsbefunde einschließlich Bildmaterial – etwa aus CT- oder Röntgenuntersuchungen – und Ihrer kompletten Krankenakte zeitnah aushändigen

zu lassen. Viele Krankenhäuser und Arztpraxen haben diese Unterlagen in digi-
talisierter Form gespeichert und können
sie Ihnen auf einen Datenträger kopieren.

 **EINVERSTÄNDNIS MIT DER OP IST
JEDERZEIT WIDERRUFBAR**

Sie können auch eine bereits unterschrie-
bene Einverständniserklärung zu jedem
beliebigen Zeitpunkt vor dem Eingriff
ohne die Angabe von Gründen noch einmal widerrufen. Damit werden Sie zwar
keine Begeisterungsstürme ernten, vor
allem, wenn Sie das kurz vor dem Eingriff
tun und damit den Operationsplan durch-
einanderbringen. Sie sind aber immer
dazu berechtigt.

Psyche an erster Stelle behandeln

Ein Grund, von einer Gelenkoperation
abzusehen, ist eine psychische Erkrankung, wie eine Depression, Sucht, Essstörung, Angsterkrankung oder weitverbreitete Schmerzen (S. 19). Dabei ist die
Gefahr groß, dass eine Operation nicht
die dauerhafte Schmerzlinderung bringt,
die der Betroffene sich davon erhofft hat.

Manche Ärzte machen dann den Fehler, kurz darauf eine „Nachoperation" vor-
zunehmen. Psychotherapeuten berichten
über Patienten, die über viele Jahre hinweg immer wieder am Bewegungssystem
operiert wurden – manchmal zwanzig,
dreißig Mal oder noch häufiger, ohne daraus einen nachhaltigen Nutzen zu ziehen.
Oft tragen sie sogar operationsbedingte
Schäden davon.

Verbesserte Erfolgschancen der OP

Liegt eine psychische Erkrankung vor,
dann sollte man diese unbedingt als Ers-
tes behandeln und dann neu darüber
entscheiden, ob eine Gelenkoperation
notwendig ist. Nach erfolgreicher Behandlung einer psychischen Erkrankung sind
notwendige Operationen nämlich von
einer deutlich höheren Erfolgsquote im
Sinne von Schmerzlinderung und Funktionsverbesserung gekrönt als bei Menschen mit einer unbehandelten psychischen Erkrankung. Durch die angemessene Behandlung einer psychischen
Erkrankung erübrigt sich sogar in vielen
Fällen die Frage nach einer Operation –
weil sich die Schmerzen und die Beweglichkeit entscheidend verbessert haben,
nicht zuletzt indem die Lust und Freude
an einer eigenverantwortlichen, gesunden
Lebensweise wieder eingekehrt ist. Es
mag vielleicht auf den ersten Blick abwe-
gig erscheinen, aber wenn man Ihnen
eine Operation empfiehlt, kann der wichtigste nächste Schritt eine Beratungs-
stunde bei einem Psychotherapeuten
sein.

Eine Checkliste als Entscheidungshilfe,
ob das bei Ihnen infrage kommt oder
nicht, finden Sie auf S. 83.

Ist der Gelenkschaden wirklich Ursache der Beschwerden?

Operationen können sehr sinnvoll sein,
Schmerzen nachhaltig lindern und die
Gelenkfunktion über Jahre hinweg teil-
weise oder sogar komplett wiederher-

stellen. Operationen haben aber nur Aussicht auf Erfolg, wenn ein klarer Zusammenhang zwischen Gelenkschaden auf der einen Seite und Schmerz sowie Bewegungseinschränkung auf der anderen Seite besteht. Es gibt allerdings Situationen, in denen die Ärzte einen solchen Zusammenhang weder eindeutig nachweisen noch ausschließen können. In jedem Fall sollten, bevor man sich für eine Operation entscheidet, alle Möglichkeiten der nichtoperativen Arthrosebehandlung ausgelotet worden sein. Operationen gehen immer mit einem gewissen Komplikationsrisiko einher. Wie groß dieses ist, hängt unter anderem davon ab,

- wie erfahren und geschickt der Operateur ist,
- wie groß der Eingriff,
- wie lange die Operation dauert,
- wie hygienisch es in der Klinik zugeht,
- wie alt der Patient ist,
- welche Begleiterkrankungen er hat und
- welche Art der Narkose angewendet wird.

Mögliche Komplikationen sind beispiels-

INFO Seien Sie ruhig wählerisch

Besonders wenn es um einen größeren Eingriff wie eine Umstellungsosteotomie (s. u.) oder eine Prothesenimplantation (s. u.) geht, sollten Sie sich nicht scheuen, Informationen über die Krankenhäuser und Operateure einzuholen, die für den Eingriff infrage kommen. Lassen Sie sich dafür ruhig die nötige Zeit; es handelt sich ja bei den meisten Arthroseoperationen um langfristig geplante Eingriffe.

Wenn in einem Krankenhaus die Expertise der Operateure und die Nachsorge exzellent sind, dann spricht sich das herum. Halten Sie also Ihre Ohren offen für Empfehlungen aus Ihrem Bekanntenkreis und erkundigen Sie sich bei Arthroseverbänden und Selbsthilfeorganisationen (Kontaktadressen S. 155). Im Zweifelsfall ist es ratsam, sich – im Interesse Ihrer Gesundheit – zur Operation auch in eine weiter entfernte Klinik zu begeben.

Krankenhäuser sind übrigens mittlerweile verpflichtet, ihre Ergebnisse regelmäßig in einem Qualitätsbericht zu veröffentlichen. Manche Kliniken gehen noch über diese Verpflichtung hinaus und stellen ihre Behandlungsresultate, etwa im Rahmen der Initiative Qualitätsmedizin (www.initiative-qualitaetsmedizin.de), frei zur Verfügung. Die Krankenkassen bieten auf ihren Internetseiten unterschiedliche Krankenhaussuchfunktionen an. Darin werden unter anderem auch die verfügbaren Informationen aus Qualitätsberichten und aus Bewertungen von Patienten zusammengeführt und zu jedem Krankenhaus in übersichtlicher Form dargestellt.

RECHTS Bei der Arthroskopie schaut der Operateur durch das Endoskop ins Kniegelenk. Mithilfe weiterer ins Gelenk eingeführter Instrumente kann er dort operieren.

weise Wund- und Gelenkinfektionen, Blutungen und Nervenverletzungen.

Operationen im Überblick

Ziel einer Gelenkoperation bei Arthrose ist es, die Schäden am Gelenk so weit auszugleichen, dass die Gelenkflächen wieder unbehindert aufeinander gleiten und das Gelenk im Idealfall wieder in vollem Umfang beweglich wird. Schmerzen können, sofern sie auf dem Gelenkschaden beruhen, durch die operative Sanierung des Gelenks gelindert werden. Bei entzündlichen Gelenkerkrankungen kann auch die operative Entfernung von Entzündungsherden aus dem Gelenk von Nutzen sein. Man kann grob unterscheiden zwischen gelenkerhaltenden Operationen und Gelenkersatz durch Endoprothesen (künstliche Gelenke).

Arthroskopische Operation

Die meisten gelenkerhaltenden OPs werden heute in minimalinvasiver Technik durchgeführt, das heißt als „Schlüssellochchirurgie" im Rahmen der Arthroskopie (Gelenkspiegelung). Dabei kommt man mit nur wenigen kurzen Hautschnitten aus, durch die die stabförmigen Instrumente einschließlich Glasfaseroptik für die Gelenkspiegelung eingeführt werden. Arthroskopische Verfahren erlauben ein besonders schonendes Operieren, vorausgesetzt, sie werden von einem Chirurgen ausgeführt, der mit dieser Methode ausreichend vertraut ist. Dann kann der Krankenhausaufenthalt auf weni-

ge Tage beschränkt oder der Eingriff sogar ambulant durchgeführt werden. Ein für viele erfreulicher Nebeneffekt sind die im Vergleich zur offenen OP kleineren und damit kosmetisch vorteilhafteren Operationsnarben. Besonders häufig werden arthroskopische Operationen am Kniegelenk durchgeführt, sind aber prinzipiell auch an jedem anderen Gelenk möglich.

■ Nur bei mechanischem Hindernis
Wenn es im Gelenk etwas gibt, das das Übereinandergleiten der Gelenkflächen oder die normale Bewegung behindert oder immer wieder blockiert, beispielsweise ein abgelöstes Knorpelstück, dann ist es sinnvoll, dieses Hindernis arthroskopisch zu beseitigen. Ist die Gelenkschleimhaut chronisch entzündet (Synovialitis) – etwa bei einer Rheumatoiden Arthritis –, dann ist die arthroskopische Entfernung des Entzündungsherds sinnvoll.

Vermutlich ohne Vorteil gegenüber einer Scheinbehandlung ist die „Gelenktoilette", auch „Debridement". Dabei wird ausgefranstes, raues Knorpelgewebe, etwa von den Menisken des Knies, abgefräst und der Knorpel geglättet. Die Menisken wirken im Knie als eine Art Stoßdämpfer und tragen zur Stabilisierung des Gelenks bei. Entfernt man Meniskusgewebe, dann begünstigt man damit das Fortschreiten der Arthrose. Trotzdem werden Gelenktoiletten am Knie nach wie vor sehr häufig durchgeführt. Auch die alleinige Spülung des Gelenks im Rahmen der Arthroskopie zeigte in Studien keinen Vorteil gegenüber einer Scheinbehandlung.

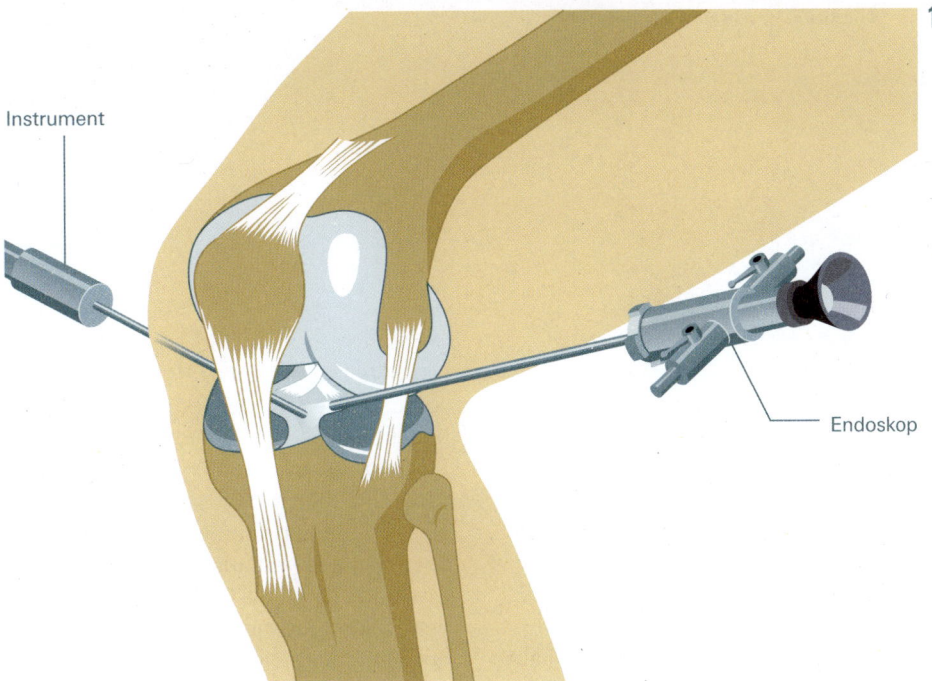

Instrument

Endoskop

Knorpelrekonstruktion

Der Traum eines jeden Arthrosegeplagten ist es, die krankheitsbedingten Knorpeldefekte wieder mit gesundem Knorpel zu verschließen, so wie man ein beschädigtes Hausdach wieder mit neuen Ziegeln decken oder ein Loch im Fahrradreifen mit einem Flicken versehen kann.

Es gibt zwar eine ganze Reihe von Ansätzen zur operativen Knorpelrekonstruktion (chondrale Rekonstruktion). Entgegen allen anders lautenden Behauptungen konnte jedoch bislang für keines dieser Verfahren eindeutig nachgewiesen werden, dass es in der Behandlung arthrosebedingter Knorpeldefekte wirksam und von längerfristigem Nutzen ist. Deswegen sind diese Operationsverfahren zum jetzigen Zeitpunkt nicht für die Routinebehandlung der Arthrose zu empfehlen. Am ehesten geeignet scheinen sie für die Rekonstruktion eines einzelnen kleinen Knorpeldefekts, etwa als Folge einer Verletzung. Folgend eine Übersicht über verschiedene Ansätze zur Knorpelrekonstruktion:

Knochenmarkstimulierende Techniken

■ Bei der Pridie-Bohrung wird der knöcherne Grund des Knorpeldefekts mit gleichmäßig verteilten Bohrlöchern versehen. Aus dem daraufhin austretenden stammzellhaltigen Knochenmarksblut bildet sich nach einigen Wochen ein faseriger Ersatzknorpel

■ Die Mikrofrakturierung ist der Pridie-Bohrung sehr ähnlich, mit dem Unterschied, dass die Knochenoberfläche dabei nicht angebohrt, sondern mithilfe eines Spezialinstruments gelocht wird. Das Verfahren hat die Pridie-Bohrung weitgehend ersetzt. Größere Knorpeldefekte können nach erfolgter Mikrofrakturierung zusätzlich mit einer Membran aus dem Bindegewebseiweiß Kollagen oder einem Gewebenetz abgedeckt werden, um das knorpelbildende Knochenmarkblut an Ort und Stelle zu halten.

Osteochondrale Rekonstruktion

■ Bei der Mosaikplastik, auch OATS (Osteochondrales Autologes Transplantationssystem), werden aus einer wenig beanspruchten Stelle des Gelenkknorpels kleine Knochen-Knorpel-Zylinder herausgestanzt und in den Bereich des Knorpeldefekts verpflanzt.

■ Periost- und Perichondriumplastik bedeutet, dass körpereigene, gesunde Knochenhaut (Periost) oder Knorpelhaut (Perichondrium) zur Deckung des Knorpeldefekts verwendet wird.

Autologe Chondrozytentransplantation (ACT)

■ Bei den klassischen ACT-Verfahren werden gesunde, körpereigene Knorpelzellen des Patienten entnommen, im Labor vermehrt, in den Knorpeldefekt eingebracht und mithilfe eines Periostlappens oder einer Kollagenmembran vor dem Abfließen bewahrt.

■ Bei den matrixgebundenen ACT-Verfahren werden die Knorpelzellen in ein Gewebe (Matrix) – etwa aus Hyaluronsäure (S. 97), Gelatine oder Kollagen – eingebracht. Das mit Knorpelzellen beladene Gewebe wird bei der Operation passgenau zugeschnitten und zur Deckung des Knorpeldefekts verwendet.

Umstellungsosteotomie

Bei der Umstellungsosteotomie wird die räumliche Ausrichtung eines Knochens operativ verändert, indem man einen genau bemessenen Knochenkeil heraussägt. Ähnlich wie bei der operativen Versorgung eines Knochenbruchs wird der Knochen dann wieder in der gewünschten Stellung zusammengefügt, etwa mithilfe von Schrauben und Metallplatten. Durch dieses Verfahren können Fehlstellungen der Knochenachse ausgeglichen werden. Man kann damit die Gelenkbelastung gezielt von geschädigten auf gesunde, noch tragfähige Knorpelabschnitte verschieben. In der chirurgischen Versorgung schwerer arthrosebedingter Gelenkdefekte wird dieses Verfahren zunehmend von den Endoprothesen (s. u.) verdrängt. Am ehesten ist sie noch – in Form einer Osteotomie des Schienbeinkopfes – bei bestimmten Formen der Kniegelenksarthrose mit Varus-Fehlstellung (O-Bein) angezeigt.

Gelenkersatz (Endoprothese)

Ist ein Gelenk so stark geschädigt, dass man weder mit nichtoperativen Maßnahmen noch mit gelenkerhaltenden Operationen wieder eine akzeptable Gelenkfunktion und Schmerzreduktion erreicht, dann kann unter Umständen ein künstliches Gelenk (Endoprothese) weiterhelfen. Die Endoprothesentechnologie hat sich seit den ersten künstlichen Hüftgelenken der 1950er Jahre enorm weiterentwickelt. Dabei wurden immer wieder neue Prothesenformen und -materialien erprobt; durchgesetzt hat sich, was sich im Vergleich zur bisherigen Technologie als funktionstüchtiger und haltbarer erwies. Die meisten Erfahrungen wurden mit der Einpflanzung künstlicher Hüft- und mittlerweile auch Kniegelenke gesammelt; beide zählen zu den Routineeingriffen und werden auch in kleinen regionalen Krankenhäusern durchgeführt. Wer heute eine Knie- oder Hüftendoprothese implantiert bekommt, kann damit rechnen, dass diese mindestens 15 Jahre lang voll funktionsfähig bleibt. Prothesenteile werden heute aus verschiedenen Metalllegierungen, Keramik oder Kunststoff (Polyethylen) hergestellt.

■ **Viele verschiedene Prothesentypen**
Bei einer Voll- oder Totalendoprothese (TEP) wird die gesamte Gelenkverbindung durch künstliche Gelenkteile ersetzt. Bei einer TEP an der Hüfte beispielsweise entfernt der Operateur zum einen den Hüftkopf vom Oberschenkelknochen und ersetzt ihn durch einen künstlichen Hüftkopf, dessen langen Schaft er in den Markraum des Oberschenkelknochens einsetzt. Zum anderen fräst er die Hüftpfanne im Beckenknochen aus und verankert in der dabei entstehenden Mulde eine künstliche Hüftpfanne.

Manche Prothesentypen müssen mit Knochenzement – einer Art Zweikomponentenkleber – im Knochen befestigt werden. Beim reinen Oberflächenersatz werden nur die knorpeligen Gleitflächen des Gelenks ganz oder teilweise durch Prothesen ersetzt. Das heißt beispielsweise beim Kniegelenk, dass die Gelenkbänder wie die Kreuzbänder erhalten bleiben. Je nach Gelenk werden sehr unterschiedliche Prothesenformen angewendet; Näheres dazu finden Sie in den folgenden, nach Gelenken gegliederten Kapiteln.

■ **Nach der OP**
In den Wochen nach der Operation wächst der Knochen an die Prothesenteile an und verleiht ihnen eine hohe Stabilität. In dieser Heilungsphase lernen Sie im Rahmen der Rehabilitationsbehandlung und unter Anleitung des Physiotherapeuten, das Gelenk schrittweise immer stärker und schließlich wieder in normalem Umfang zu bewegen und zu belasten. Regelmäßige Bewegung ist auch danach wichtig, damit Ihr Bewegungssystem mit Ihrem neuen Gelenk eine gut funktionierende Einheit bilden kann und dabei beweglich und belastbar bleibt.

Sportarten und Tätigkeiten zu vermeiden, die mit ausgeprägten stoß- und ruckartigen Zugbelastungen des betroffenen Gelenks einhergehen (S. 35), ist für Endoprothesenträger besonders wichtig. Wenn Sie diese grundlegenden Dinge beachten, brauchen Sie sich aber vor einer vorzeitigen Prothesenlockerung nicht zu fürchten. Meistens hält die Prothese „wie Pech und Schwefel" bei Hüft- oder Knieprothesen über mindestens 15 Jahre und manchmal sogar weit darüber hinaus. Danach kann ein Prothesenwechsel erforderlich werden. Der Ablauf der Operation ist grundsätzlich mit dem der Erstimplantation vergleichbar.

PROTHESENPASS NICHT VERGESSEN

In der Klinik, in der Ihnen eine Endoprothese implantiert wurde, haben Sie vermutlich einen Endoprothesenpass erhalten, in dem der Prothesentyp und der Zeitpunkt der Implantation vermerkt ist. Führen Sie diesen Pass möglichst immer mit sich. Das kann für die Weiterbehandlung bei Ärzten und Physiotherapeuten wichtig sein und bei Auslandsreisen. Da die meisten Prothesen aus Metall sind, können sie beim Sicherheitscheck am Flughafen Alarm auslösen. Der Prothesenpass erspart Ihnen dann Unannehmlichkeiten.

Gelenkversteifung (Arthrodese)

In der Vor-Endoprothesen-Ära war bei einem schwer geschädigten Gelenk und dem Versagen aller anderen Therapiemöglichkeiten die letzte Option der Schmerzlinderung eine operative Gelenkversteifung (Arthrodese). Dabei werden die gegeneinander beweglichen Teile des Gelenks fest miteinander verbunden, etwa durch Schrauben oder Metallplatten, wie sie auch zum Zusammenfügen von Knochenbrüchen verwendet werden. Innerhalb einiger Wochen wächst – ähnlich der Heilung eines Knochenbruchs – Knochengewebe in das Gelenk ein. Schließlich ist da, wo bisher ein Gelenk war, eine unbewegliche Knochenverbindung. Die Bewegungsfunktion des Gelenks kann in begrenztem Umfang von den benachbarten Gelenken übernommen werden. Die Metallteile entfernt man in einer zweiten Operation.

Heute werden Endoprothesen in aller Regel gegenüber Arthrodesen bevorzugt. Am ehesten kommen Gelenkversteifungen noch bei schwerer Arthrose des oberen Sprunggelenks oder der Mittel- und Endgelenke der Finger infrage.

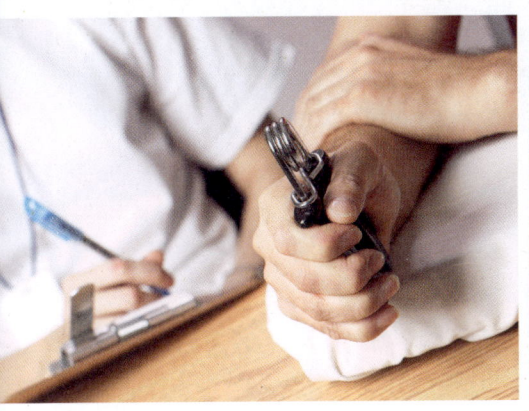
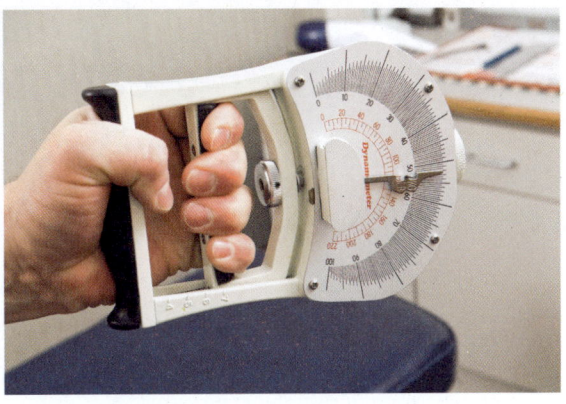

NEUSTART IN ALLTAG UND BERUF

Arthrose und Gelenkschmerzen können die Beweglichkeit und Handlungsfähigkeit einschränken. Starke Schmerzen und Bewegungseinschränkungen behindern die Ausführung vieler beruflicher Abläufe oder machen sie gänzlich unmöglich. Selbst einfache Handgriffe wie sich waschen und anziehen, Kaffee kochen oder Brote schmieren können bei schwerer Arthrose zu einer großen Herausforderung werden. Eine bewusste Lebensweise und angemessene Behandlung vermindern deswegen nicht nur das Leiden des Betroffenen, sondern tragen auch zur Entfaltung seines beruflichen Potenzials und zu seiner allgemeinen Lebenszufriedenheit bei. Hier erfahren Sie mehr darüber, welche Art der Unterstützung Ihnen nach einem Krankenhausaufenthalt oder einer längeren Krankheitsphase helfen kann, bald wieder mit Freude durchstarten zu können.

Medizinische Rehabilitation

Im Rahmen einer Rehabilitationsmaßnahme, etwa in den Wochen nach einer Gelenkoperation, erhalten Sie in gebündelter Form ein auf Ihre persönliche Situation maßgeschneidertes Therapie-, Übungs- und Trainingsprogramm, das Ihnen im wahrsten Sinne des Wortes wieder auf die Beine helfen soll. Maßgeschneidert soll heißen, dass die Rehabilitation an erster Stelle darauf abzielt, Sie in Ihrer individuellen Berufs- und Alltagssituation wieder ausreichend handlungsfähig zu machen. Herzstück der medizinischen Rehabilitation bei Gelenkerkrankungen ist es, Schritt für Schritt im Rahmen der Physiotherapie (S. 47) die Beweglichkeit und Belastbarkeit der betroffenen Teile des Bewegungssystems wieder aufzubauen. In einer Rehabilitationseinrichtung steht Ihnen zudem eine breite Palette physikalischer Therapieanwendungen (S. 47), Entspannungsverfahren (S. 73) und Ergotherapie (S. 123) zur Verfügung. Ob der Behandlungserfolg, den Sie im Rahmen der Rehabilitation erreicht haben, auch danach noch lange anhält, hängt vor allem davon ab, ob Sie die Lebensstiländerungen (S. 27), die Sie in der Reha-Einrichtung unter Anleitung eingeübt haben, auch zu Hause aufrechterhalten können. Die entscheidende Frage, wie Sie ein Zurückfallen in alte Verhaltensmuster nach der Heimkehr in Ihren gewohnten Alltag vermeiden können, wird in den Beratungsgesprächen bearbeitet.

Wunschklinik früh auswählen

Sind Sie an einer Klinik operiert worden, dann kann diese Klinik einen Antrag auf eine Anschlussheilbehandlung (AHB) in einer Rehabilitationseinrichtung stellen.

Andere Formen der Rehabilitationsbehandlung können auch von einem niedergelassen Vertragsarzt („Kassenarzt") gestellt werden. Da Sie die Rehabilitationsklinik in der Regel frei wählen können, macht es Sinn, wenn Sie sich bereits vor dem Aufenthalt in der Akutklinik über die verschiedenen für Sie infrage kommenden Kliniken informieren.

In vielen Fällen ist es ratsam, eine Klinik auszuwählen, die neben den üblichen körpertherapeutischen Verfahren auch psychotherapeutische Behandlungskomponenten (S. 78) anbietet, etwa eine psychosomatische Rehaklinik. In den körpermedizinisch ausgerichteten Rehabilitationskliniken, die vorwiegend Patienten mit Gelenkerkrankungen behandeln, ist das in der Regel nicht oder nur in sehr begrenztem Umfang gewährleistet.

Wird der Antrag bewilligt, dann werden die Kosten für die Rehabilitationsmaßnahme übernommen, abzüglich 10 Euro pro Tag, die Sie in der Regel als Eigenanteil beitragen müssen. Kostenträger ist bei Nichterwerbstätigen meistens die Krankenkasse, bei Erwerbsfähigen der Rentenversicherungsträger.

MORGENS REHA, ABENDS NACH HAUSE

Rehabilitation bedeutet nicht zwangsläufig einen weiteren Klinikaufenthalt; es gibt auch die Möglichkeit der ambulanten Rehabilitation. Dabei schlafen Sie zu Hause und gehen tagsüber zur Behandlung in die Reha-Einrichtung – Klinik oder auch Praxiszentrum.

Wiedereingliederung, Teilhabe, Erwerbsminderung

Wenn Sie bereits seit längerer Zeit bei Ihrem Arbeitgeber arbeitsunfähig gemeldet und im Anschluss an eine Rehabilitationsmaßnahme noch nicht voll belastbar sind, dann kann Ihr Arzt in Rücksprache mit Ihrem Arbeitgeber und Ihrer Krankenkasse einen Wiedereingliederungsplan erstellen. Das heißt, dass Sie zunächst mit einer reduzierten Stundenzahl wieder ins Arbeitsleben einsteigen. Der Wiedereingliederungsplan legt genau fest, in welcher Zeit Sie Schritt für Schritt wieder auf die volle Stundenzahl kommen sollen. In dieser Übergangzeit von maximal 26 Wochen erhalten Sie weiterhin Krankengeld von Ihrer Krankenkasse.

Wer wegen einer schweren Arthrose und trotz aller therapeutischen Bemühungen seine bisherige berufliche Tätigkeit nicht mehr ausüben kann, für den bleibt noch der Weg, bei seiner Rentenversicherung einen Antrag auf Teilhabe am Arbeitsleben, auch berufliche Rehabilitation, zu stellen. Die Versicherung prüft daraufhin, welche Tätigkeiten in ihrem jetzigen gesundheitlichen Zustand für Sie infrage kommen.

Im nächsten Schritt können Sie dann finanzielle Unterstützung für eine entsprechende Umschulung oder Weiterbildung erhalten. Auch Zuschüsse an den Betrieb,

INFO Ergotherapie – oft zentraler Bestandteil der Reha

Vor allem bei einer Arthrose, die die Handlungsfähigkeit erheblich einschränkt, ist die Ergotherapie hilfreich und daher oft zentraler Bestandteil einer Rehabilitationsbehandlung. Das trifft überwiegend auf Arthrosen der Hand oder des Arms zu. Die Behandlung geht dabei Hand in Hand mit der Physiotherapie (S. 47). Die Physiotherapie zielt vor allem auf die Wiederherstellung der Kraft und Funktion der betroffenen Teile des Bewegungssystems ab. Das ist eine unabdingbare Voraussetzung, um dann in einem weiteren Schritt mithilfe ergotherapeutischer Übungen wichtige Bewegungsabläufe und Fertigkeiten wieder einzuüben. Das erfordert, dass Sie bereit sind, über längere Zeit aktiv und konzentriert zu üben und sich auch dann nicht entmutigen zu lassen, wenn es nur langsam vorangeht. Ergotherapie kommt nicht nur bei schweren Formen der Arthrose in Frage, die mit einer erheblichen Bewegungseinschränkung einhergehen; auch wenn es gilt, das Leben mit einem künstlichen Gelenk einzuüben, kann Ergotherapie sinnvoll sein. Besonders hilfreich ist sie auch bei Bewegungseinschränkungen und Schmerzen der Hand- und Fingergelenke.

■ **Übungen und Hilfsmittel**
Ergotherapeuten setzen je nach Patient und Behandlungsziel sehr unterschiedliche Übungen und Hilfsmittel ein. Ein Beispiel ist das funktionelle Training. Dabei übt man komplexe Bewegungs- und Haltefunktionen, etwa einen kleinen Stein mit der Hand zu greifen. Eine der wichtigsten Übungskategorien in der Ergotherapie ist es, alltägliche Aktivitäten zu trainieren. Man beginnt in der Regel mit den Fertigkeiten, die für ein selbstständiges Leben unerlässlich sind, also Körperpflege, Essen und Anziehen. Der Ergotherapeut berät auch bei der Auswahl von Hilfsmitteln (S. 67), wie Gehhilfen oder Schienen und fertigt diese teilweise auch selbst an. Viele Ergotherapeuten haben weitere übende Verfahren in ihr Behandlungsangebot integriert, wie Techniken der Entspannung und Mindfulness (S. 76) oder künstlerische Therapien (S. 81).

■ **Von den Kassen akzeptiert**
Ergotherapeut ist in Deutschland eine geschützte Berufsbezeichnung. In der Behandlung von Menschen mit Gelenkerkrankungen erfahrene Ergotherapeuten arbeiten sowohl ambulant als auch in Kliniken, etwa in orthopädischen Akutkliniken oder Rehakliniken. Bei einer ganzen Reihe von Schmerzerkrankungen ist Ergotherapie angezeigt und wird bei einer entsprechenden ärztlichen Verordnung von der Krankenkasse übernommen.

in dem Sie dann arbeiten werden, etwa für behindertengerechte Umbauten oder Arbeitshilfen, sind möglich.

Wenn jemand unter 65 Jahre alt ist und die Rentenversicherung feststellt, dass er aus gesundheitlichen Gründen nicht mehr in der Lage ist, „unter den üblichen Bedingungen des Arbeitsmarkts" mindestens sechs Stunden täglich erwerbstätig zu sein, dann steht ihm unter bestimmten Voraussetzungen eine Rente wegen teilweiser Erwerbsminderung zu; wenn er weniger als drei Stunden täglich arbeiten kann, gilt das entsprechend als volle Erwerbsminderung.

Nach heutiger Rechtsauslegung (Stand Frühjahr 2014) ist die Einstufung als erwerbsgemindert aufgrund einer Arthrose aber fast ausgeschlossen. Bei privaten oder berufsständischen Berufsunfähigkeitsversicherungen gelten je nach Tarif und geleisteten Beitragszahlungen sehr unterschiedliche Regelungen.

Arthrose als Berufskrankheit

Wenn eine dauerhafte Überlastung im Rahmen der Erwerbstätigkeit zu Gelenkschäden geführt hat, dann können diese unter bestimmten Bedingungen als Berufskrankheit anerkannt werden.

In der Berufskrankheitenliste der gesetzlichen Unfallversicherung sind dazu im Wesentlichen folgende Berufskrankheiten (BK-)Ziffern von Bedeutung:

- BK 2102 Meniskusschäden nach mehrjährigen andauernden oder häufig wieder-
kehrenden, die Kniegelenke überdurchschnittlich belastenden Tätigkeiten (S. 128)
- BK 2103 Erkrankungen durch Erschütterung bei Arbeit mit Druckluftwerkzeugen oder gleichartig wirkenden Werkzeugen oder Maschinen (S. 144)
- BK 2112 Gonarthrose (Kniearthrose) durch eine Tätigkeit im Knien oder vergleichbarer Kniebelastung mit einer kumulativen Einwirkungsdauer während des Arbeitslebens von mindestens 13 000 Stunden und einer Mindesteinwirkungsdauer von insgesamt einer Stunde pro Schicht (S. 128)

Näheres zu möglichen Gelenkbelastungen durch bestimmte berufliche Tätigkeiten erfahren Sie im folgenden, nach Gelenken gegliederten Teil des Buchs.

Umfassende Prüfung

Liegt der Verdacht auf eine Berufskrankheit vor, dann ist sowohl der Arbeitgeber als auch der behandelnde Arzt dazu verpflichtet, diese dem zuständigen Unfallversicherungträger zu melden; das ist in der Regel die Berufsgenossenschaft. Von dort aus werden umfassende Auskünfte über Ihr gesamtes Arbeitsleben eingeholt, um im ersten Schritt zu prüfen, ob Ihre berufliche Tätigkeit der Berufskrankheitsverordnung entsprach.

Die dabei erhobenen Informationen sind entscheidend für den weiteren Verlauf des Verfahrens. Sie können auch – gegenwärtige oder ehemalige – Kollegen darum bitten, Aussagen zur konkreten

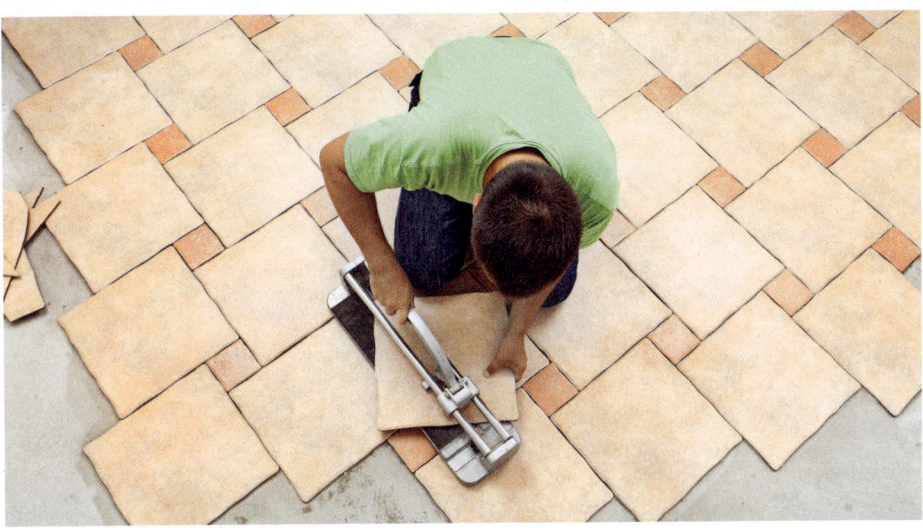

Arbeitsbelastung bei Ihrer Tätigkeit zu machen. Auch wenn bei Kollegen vergleichbare, möglicherweise berufsbedingte Krankheiten aufgetreten sind, sollten Sie das mit angeben. Die Unfallversicherung ist dazu verpflichtet, solche Stellungnahmen in die Akte aufzunehmen. Ihr Betriebs- oder Personalrat kann Ihnen wertvolle Tipps geben, worauf es dabei ankommt, und Sie beim Zusammentragen von Informationen unterstützen. Im nächsten Schritt gibt der Unfallversicherungsträger ein medizinisches Gutachten in Auftrag, um festzustellen, ob Ihre berufliche Tätigkeit maßgeblich zur Entstehung der Arthrose beigetragen hat.

Sollte Ihr Antrag abgelehnt werden, dann können Sie gegen den Bescheid Widerspruch einlegen. Bei einer erneuten Ablehnung bleibt Ihnen noch der Rechtsweg. Sind Sie Mitglied einer Gewerkschaft oder des Sozialverbandes VdK, dann können Sie dort einen Antrag auf Rechtsbeistand stellen. Selbstständige können nur dann eine Berufskrankheit geltend machen, wenn sie – in diesem Fall freiwillig – unfallversichert sind.

Übernahme aller Kosten
Bei positivem Bescheid übernimmt die Unfallversicherung unter anderem die Kosten für alle notwendigen medizinischen Behandlungen, Umschulungsmaßnahmen, Umgestaltungen des Arbeitsplatzes oder der Wohnung. Zieht die Berufskrankheit eine Minderung der Erwerbsfähigkeit von mindestens 20 Prozent nach sich, dann ergibt sich daraus ein Rentenanspruch.

Schwerbehindertenausweis

Wer wegen einer fortgeschrittenen Arthrose dauerhaft in seiner Teilhabe am öffentlichen Leben beeinträchtigt ist, kann beim Versorgungsamt die Ausstellung eines Schwerbehindertenausweises beantragen. Das ist ab einem „Grad der Behinderung" von mindestens 50 (GdB 50) möglich. Je nach GdB erhält man mit einem solchen Ausweis unterschiedliche Vergünstigungen, etwa kostenlose Dauerkarten für den öffentlichen Regionalverkehr, Ermäßigungen bei kulturellen Veranstaltungen, Schwimmbädern und Museen oder steuerliche Entlastungen.

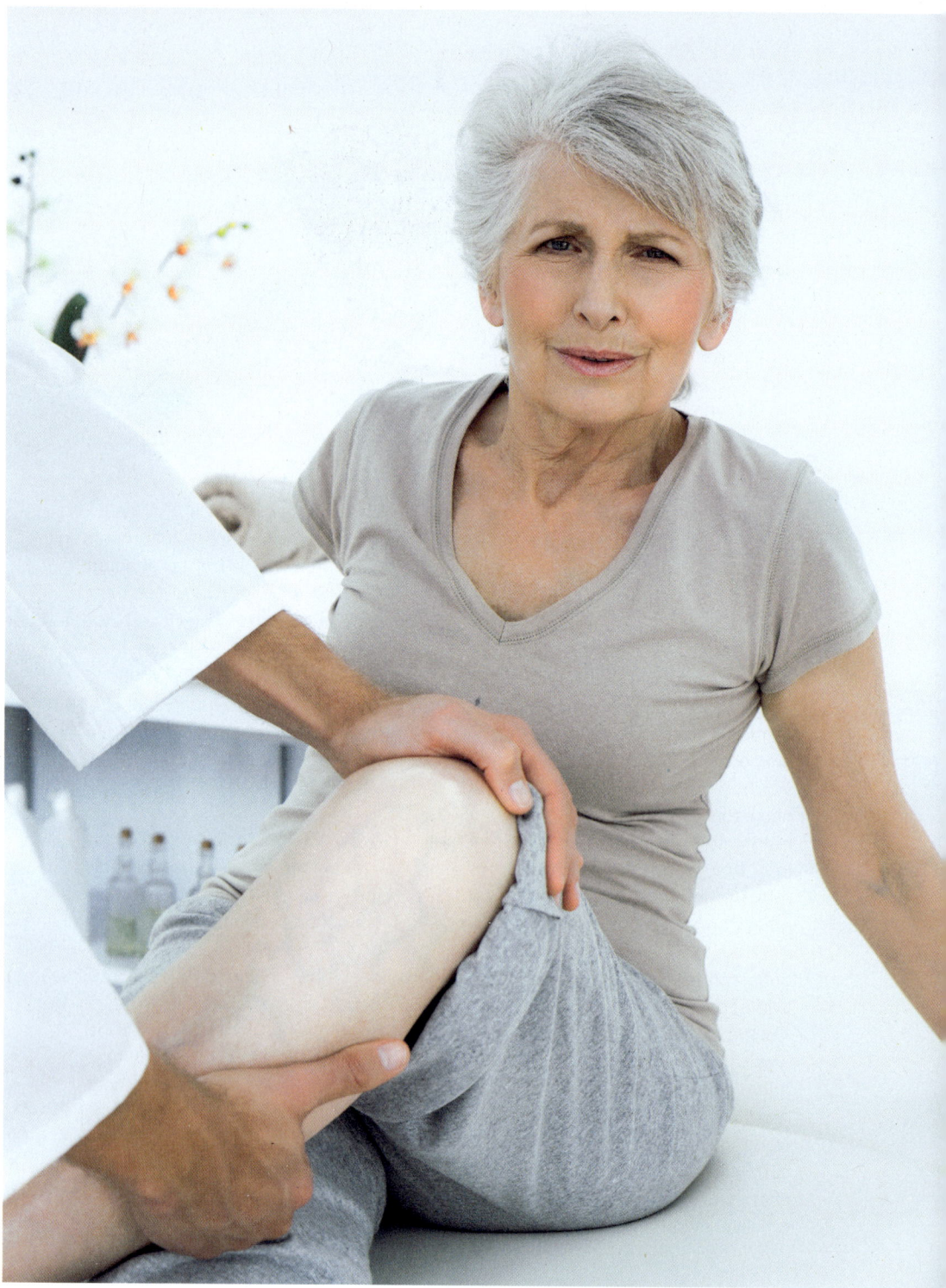

DIE BESONDERHEITEN VON KNIE BIS KIEFER

Arthrose kann prinzipiell alle Gelenke befallen; wir beschränken uns bei den ausführlichen Erläuterungen im folgenden Kapitel auf die am häufigsten von Arthrose betroffenen Gelenke. Dabei geht es vor allem um die Besonderheiten – um das, was die Behandlung des jeweiligen Gelenks von der Behandlung anderer Gelenke unterscheidet.

KNIEARTHROSE (GONARTHROSE)

Das Kniegelenk ist das größte und komplexeste Gelenk unseres Körpers. Als Dreh-Scharniergelenk (S. 11) ermöglicht es nicht nur Beugung und Streckung, sondern in begrenztem Umfang auch die Innen- und Außendrehung des Unterschenkels gegenüber dem Oberschenkel.

Gesunder Kniegelenkknorpel ist extrem robust und toleriert ohne Weiteres auch ausgeprägte Druckbelastungen, wie sie bei sehr vielen alltäglichen Bewegungsabläufen – unter anderem beim Laufen, beim Treppensteigen oder beim Sport – auftreten.

INFO **Zu diesem Kapitel**

Vieles, was Sie bis hierhin zu Vorbeugung und Behandlung gelesen haben, trifft auf praktisch alle Gelenke zu, z. B. die Aussagen zur medikamentösen Behandlung, zu stressreduzierenden und psychotherapeutischen Verfahren oder darüber, wie wichtig Bewegung ist. Manches wiederum gilt nicht für alle, aber für einige Gelenke. Übergewicht zu reduzieren, entlastet vor allem Knie-, Hüft- und Sprunggelenke. All das wird nicht noch einmal erklärt, sondern als Grundlage im Folgenden vorausgesetzt; allenfalls mit Stichworten und Verweisen daran erinnert. Sie können nun direkt zu „Ihrem" Gelenk springen.

Übergewicht und berufliche Dauerbelastung

Das Kniegelenk ist das am häufigsten von Arthrose betroffene Gelenk. Der Faktor, dessen schädigende Wirkung auf den Gelenkknorpel am besten belegt ist, ist Übergewicht. Von dessen ungünstiger Wirkung auf die Gelenke ist das Kniegelenk am stärksten betroffen. Andersherum gesehen ist der positive Effekt einer Gewichtsreduktion bei den übergewichtigen Arthrosepatienten (S. 27) am deutlichsten, bei denen das Kniegelenk betroffen ist.

Auch anhaltende berufliche Belastungen des Knies können nachweislich zu einer Kniearthrose führen. Seit 2009 wird diese unter bestimmten Voraussetzungen als Berufskrankheit (S. 124) anerkannt. Allerdings gilt das nur in einem sehr begrenzten Rahmen und oft werden entsprechende Anträge von der Berufsgenossenschaft als unbegründet zurückgewiesen. In vielen Fällen ist es kaum möglich, den schädigenden Einfluss der beruflichen Belastung auf das Gelenk von anderen möglicherweise gelenkschädigenden Faktoren, wie Übergewicht oder Verletzungen, abzugrenzen.

Potenziell gelenkschädigend im Rahmen einer beruflichen Tätigkeit ist vor allem das ständige Arbeiten im Knien, Hocken oder im Fersensitz, wie bei Fliesen- oder Bodenlegern, aber auch bei manchen Berg-, Werftarbeitern, Landwirten und anderen Berufen. Warum solche Tätigkeiten das Risiko für eine Arthrose erhöhen, ist noch weitgehend ungeklärt.

Sportliche Belastung

Durch regelmäßigen Sport werden Kraft, Koordination und Ausdauer trainiert, und ein gut trainiertes Knie ist weniger anfällig für Verletzungen. Sport scheint das Gelenk also eher zu schützen, als ihm zu schaden. Ein direkter Zusammenhang zwischen sportlicher Betätigung und Arthroserisiko konnte bislang nicht nachgewiesen werden. Das einzige in diesem Zusammenhang wissenschaftlich Gesicherte ist, dass Schäden an den Menisken – einer Art Stoßdämpfer aus Knorpel – arthrosefördernd sind. Genauer gesagt geht es dabei um das Ablösen von Meniskusstücken, die dann ihre puffernde und gelenkführende Funktion verlieren. Komplett abgelöste Meniskusstücke können als freie Gelenkkörper im Inneren des Gelenks umherschwimmen und die Beweglichkeit des Gelenks behindern oder blockieren. Sportarten, bei denen das Knie immer wieder bei gleichzeitigen Grätsch- oder Drehbewegungen abrupt mit vollem Körpergewicht belastet wird, wie Ball-, Kampf- oder Kraftsportarten, Skiabfahrtslauf oder Snowboarding scheinen mit einem höheren Risiko für Meniskusschäden einherzugehen als andere Sportarten. Ob das allerdings schwerer wiegt als die gelenkschützenden Effekte des Sports und somit ein erhöhtes Arthroserisiko nach sich zieht, ist unter Experten umstritten. Grundsätzlich scheint es besser zu sein – für den gesamten Organismus, aber auch für die Gelenke – wenn man regelmäßig irgendeinen Sport treibt, als gar keinen Sport.

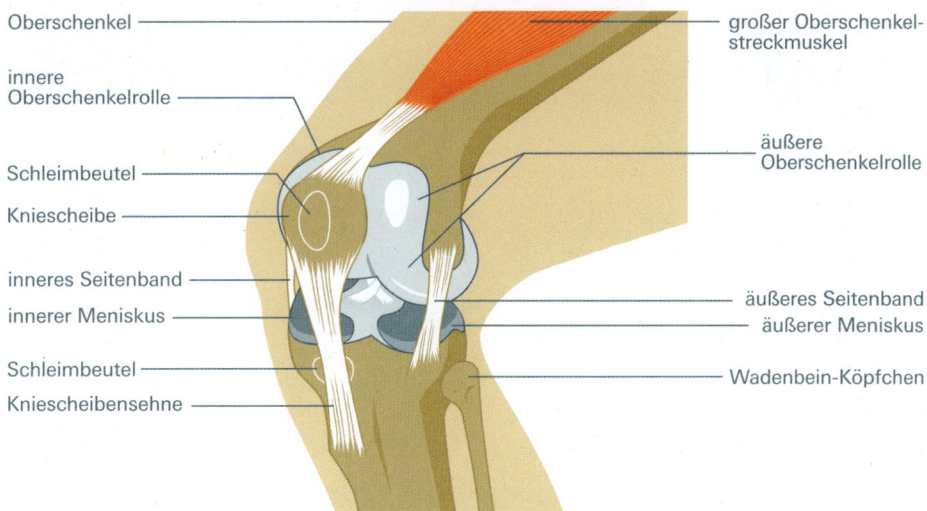

Oberschenkel

innere Oberschenkelrolle

Schleimbeutel

Kniescheibe

inneres Seitenband

innerer Meniskus

Schleimbeutel

Kniescheibensehne

großer Oberschenkel-streckmuskel

äußere Oberschenkelrolle

äußeres Seitenband

äußerer Meniskus

Wadenbein-Köpfchen

Leicht zugänglich für Spritze und Arthroskop

Von den großen Gelenken ist das Knie von außen am leichtesten zugänglich. Das scheint ein entscheidender Grund für die an diesem Gelenk häufig durchgeführten Injektionen (S. 108) und arthroskopischen Eingriffe (S. 142) zu sein. Es sollte aber nicht darüber hinwegtäuschen, dass die Wirksamkeit vieler dieser Eingriffe unklar ist und sie mit potenziellen Risiken und Nebenwirkungen einhergehen. Arthroskopische Operationen sind gerechtfertigt, wenn sich im Gelenk ein mechanisches Hindernis befindet, etwa ein abgescherter Meniskusteil oder ein freier Gelenkkörper, das heißt ein Knochen- oder Knorpelstück, etwa nach einer Verletzung. Auch die arthroskopische Entfernung entzündeter Gelenkschleimhaut bei chronisch entzündlichen Gelenkerkrankungen kann von Nutzen sein.

Umstellungsosteotomie

Die Annahme, eine Fehlstellung der Beinachsen – wie „X-" oder „O-Beine" – könne die Entstehung einer Kniearthrose begünstigen, hat sich als falsch erwiesen. Es

ist vielmehr umgekehrt: Eine Kniearthrose kann das Bein krummer machen und damit zu „X-" oder „O-Beinen" führen oder diese verstärken. Eine Fehlstellung alleine rechtfertigt in der Regel keine Umstellungsosteotomie (S. 118). Bei bestimmten Formen der Kniearthrose kann die Korrektur einer Achsenfehlstellung sinnvoll sein. Ob dann eine Umstellungsosteotomie oder eher die Implantation einer Endoprothese (S. 118) infrage kommt, hängt unter anderem von Art und Ausmaß der Achsenfehlstellung, vom Alter des Patienten und vom Verteilungsmuster der Knorpelschädigung ab. Die Umstellungsosteotomie des Schienbeinkopfes ist am ehesten bei unter 50-Jährigen, einer moderaten Varusfehlstellung (O-Bein) und einem Arthrosebefall überwiegend der medialen Seite (Innenmeniskus und innere Oberschenkelrolle) des Gelenks angezeigt. Neben allgemeinen operations- oder narkosebedingten Komplikationen kann eine Umstellungsosteotomie auch zu einer Über- oder Unterkorrektur der Beinachse führen. Die bisherigen Beschwerden können dann trotz Operation bestehen bleiben oder sich sogar verschlimmern.

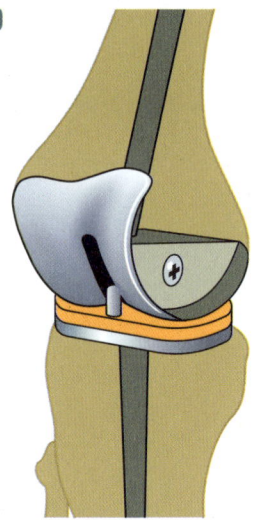 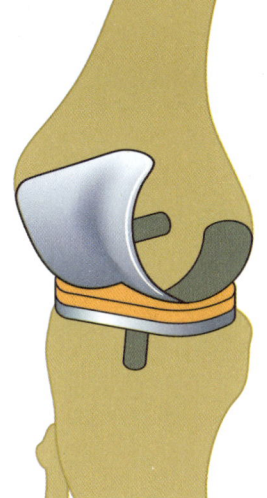 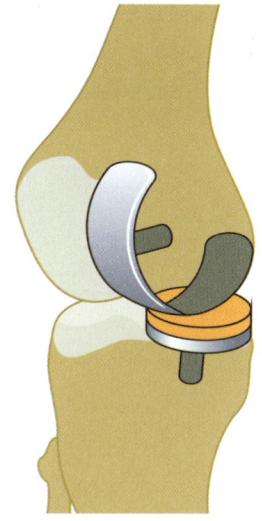

LINKS Die älteste Form die Knieendprothese ist die Scharnierprotheke.
MITTE Achsfreie Oberflächenprothesen bestehen aus getrennten Teilen für die Oberschenkelrolle und die Menisken am Unterschenkel.
RECHTS Schlittenprothese gehören ebenfalls zu achsfreien Oberflächenprothesen, allerdings
wird damit nur eine Seite des Gelenks versorgt.

Gelenkersatz

Wenn die gelenkerhaltenden Maßnahmen
bei einer schweren Kniearthrose ausgeschöpft sind, dann kommt unter Umständen eine Endoprothesen-Implantation
(S. 118) infrage. Die Implantation eines
künstlichen Kniegelenks ist eine an-
spruchsvolle Operation. Wenn sie fachgerecht durchgeführt wird, kann sie jedoch
zu einer bedeutenden Funktionsverbesserung und Schmerzlinderung führen. Von
hundert Operierten sind 70 bis 80 mit
dem Behandlungsergebnis zufrieden. Ein
bislang noch nicht vollständig gelöstes
Problem sind mögliche Folgebeschwer-
den im Bereich der Kniescheibe. Die Haltbarkeit der Prothese bis zu einem notwendigen Wechsel beträgt etwa 20 Jahre.

Je nachdem, welche Teile des Gelenks
wie stark geschädigt sind, ob eine Bein-
achsenabweichung vorliegt, wie ausgeprägt diese ist und wie stabil die Knochen
sind, in denen die Prothese verankert werden soll, stehen dafür verschiedene Endo-
prothesentypen zur Verfügung.

Scharnierprothese

Das ist die älteste Form der Knieendopro-
these, bei der Oberschenkel- und Unter-
schenkelanteil mit einem Scharnier verbunden sind und damit die komplette
Führung des Gelenks in der Beuge- und
Streckachse übernehmen. Die Prothese
ist mit langen Schäften versehen, die im
Markraum von Oberschenkel- und Schienbeinknochen fest verankert werden. Diese
Prothese kommt heute vor allem noch bei
stark geschädigten Knochen und Gelenk-
bändern zum Einsatz. Auch wenn sich
Bakterien im Bereich des künstlichen Gelenks ausgebreitet haben und daraufhin
ein Prothesenwechsel ansteht, kann eine
Scharnierprothese in Frage kommen.

Achsfreie Oberflächenprothese

Diese Endoprothesenform besteht aus getrennten Teilen für den Oberflächenersatz
der Kondylen (Oberschenkelrollen) am
Oberschenkel und der Menisken am Unterschenkel. Die Prothesenkomponenten
werden – anders als bei der Scharnierpro-

these – nicht tief bis in den Markraum verankert, sondern nur in den ans Kniegelenk angrenzenden Enden von Oberschenkel- und Schienbeinknochen. Das hintere Kreuzband, das entscheidend zur Gelenkstabilität und -führung beiträgt, bleibt bei der Implantation einer achsfreien Prothese erhalten. Sie gilt mittlerweile als Standard des Kniegelenkersatzes und hat die Scharnierprothesen weitgehend ersetzt.

Schlittenprothese

Ebenfalls einen achsfreien Oberflächenersatz, also mit getrennter Ober- und Unterschenkelkomponente, bietet die Schlittenprothese. Damit wird aber nur eine, also entweder die mediale (Innenkondyle und -meniskus) oder die laterale (Außenkondyle und -meniskus) Seite des Gelenks versorgt. Die Kreuzbänder bleiben dabei erhalten. Diese Prothesenform kommt vor allem dann infrage, wenn sich die Knorpelschäden auf den medialen oder den lateralen Teil des Gelenks beschränken und die Gelenkbänder funktionsfähig sind.

Varianten bei Kniescheibenarthrose

Bei einer Arthrose der Gelenkflächen zwischen Kniescheibe und Oberschenkelknochen kann die Innenseite der Kniescheibe und der innere Gelenkanteil, das heißt, die Vertiefung zwischen den beiden Kondylen, in welche die Knieschiebe eingebettet ist, mit einer Oberflächenprothese versorgt werden. Der Nutzen eines solchen Kniescheibenrückflächenersatzes ist jedoch umstritten. In manche achsfrei geführte Oberflächenprothesen ist dieser Prothesenteil bereits integriert.

Verfahren im Erprobungsstadium

Vor allem bei Hochleistungssportlern wurden bereits mit Erfolg Menisken von Organspendern implantiert. Ein breiter Einsatz dieser Methode ist aber – schon aufgrund des Mangels an Spenderorganen – nicht vorstellbar. Auch zu künstlichen Menisken aus Polyurethan oder Metall gibt es Forschungsarbeiten, die aber noch keine eindeutigen Schlussfolgerungen über deren Wirksamkeit, Haltbarkeit und Sicherheit erlauben. Ähnliches gilt für verschiedene Formen der Knorpelrekonstruktion (S. 117) und für den vielversprechende aber auch sehr aufwendigen Ansatz, einen metallenen Meniskusersatz maßgeschneidert anhand von dreidimensionalen Bilddaten aus der Kernspintomografie herzustellen.

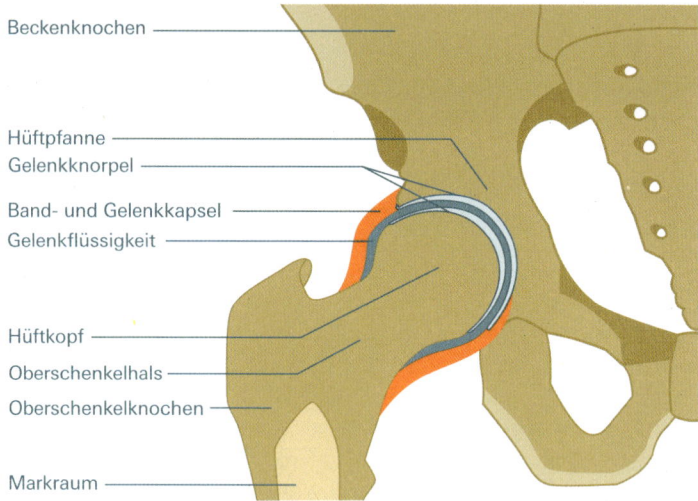

Beckenknochen

Hüftpfanne
Gelenkknorpel

Band- und Gelenkkapsel
Gelenkflüssigkeit

Hüftkopf
Oberschenkelhals
Oberschenkelknochen

Markraum

HÜFTARTHROSE (COXARTHROSE)

Das Hüftgelenk ist ein Kugelgelenk (S. 140) und erlaubt die Bewegung des Oberschenkels in alle Richtungen, das heißt beugen, strecken, seitlich abspreizen, heranführen zur Körpermitte und zur Gegenseite – wie beim Beine-Übereinanderschlagen – sowie drehen um die Oberschenkellängsachse. Die beiden Hüftgelenke verbinden den linken und rechten Beckenknochen mit dem jeweiligen Oberschenkelknochen. Der obere, zur Körpermitte hin abgewinkelte Ausläufer des Oberschenkelknochens heißt Oberschenkelhals und dessen Ende bildet den Hüftkopf. Dieser kugelförmige Teil des Oberschenkelknochens ist mit einer äußerst robusten, tragfähigen Knorpelschicht versehen, liegt vollständig innerhalb der Gelenkkapsel und ist passgenau in die Hüftgelenkpfanne eingebettet; das ist eine knorpelüberzogene Mulde im unteren Teil des Beckenknochens.

Das Hüftgelenk ist – nach dem Kniegelenk – das am zweithäufigsten von Arthrose betroffene Gelenk. Neben den bereits genannten Faktoren, die eine Arthrose fördern (S. 14), stehen auch

Rauchen, übermäßiger Alkoholkonsum und das dauerhafte Tragen schwerer Lasten in Verdacht, eine Arthrose des Hüftgelenks zu begünstigen; allerdings ist das für keinen dieser Faktoren zweifelsfrei bewiesen.

Sorgfältige diagnostische Abklärung

Schmerzen, die unmittelbar vom Hüftgelenk herrühren, sind meist in der Leiste lokalisiert und können bis in den Oberschenkel und ins Knie ausstrahlen. Sogar hinter alleinigen Knieschmerzen kann sich eine Hüftarthrose verbergen. Schmerzen allein reichen jedoch nie aus, um die Diagnose einer Arthrose zu stellen. Die sorgfältige Abklärung durch einen Orthopäden ist unabdingbar, unter anderem weil andere Erkrankungen des Hüftgelenks – etwa Verformungen von Hüftkopf oder -pfanne – einer ganz anderen Behandlung bedürfen als die Arthrose.

Nichtoperative Behandlung

Für die nichtoperative Behandlung der Hüfte gilt grundsätzlich das, was bisher

allgemein zur Arthrose gesagt wurde.
Eine Besonderheit bei der Hüftphysiotherapie ist die Extensionsbehandlung. Dabei wird der Oberschenkel gerätegestützt unter sanften Zug gesetzt. Durch die Entlastung des Hüftgelenks soll eine auch nach der Behandlung noch anhaltende Schmerzlinderung erreicht werden.

Die Wirksamkeit des Verfahrens wurde noch nicht in geeigneten Studien überprüft. Da es aber praktisch ohne Risiko ist, können Sie einfach ausprobieren, ob es Ihnen guttut.

 ANZIEHHILFEN UND GREIFZANGEN

Wenn Ihre Hüftarthrose so weit fortgeschritten ist, dass Sie sich kaum noch weit genug bücken können, um mit den Händen an Ihre Füße zu kommen, dann können Sie sich eine **Strumpfanziehhilfe** besorgen. Es gibt verschiedene Modelle aus Draht oder aus Kunststoff mit Haltebändern aus Stoff. Sie stülpen zunächst den Strumpf über die Anziehhilfe, steigen dann mit dem Fuß hinein, packen das Ganze an den oberen Enden und ziehen es mitsamt dem Strumpf übers Bein – fertig. Auch zum Schuheanziehen gibt es spezielle Hilfsmittel.

Eine weitere Gerätschaft, die Ihnen dienlich sein kann, wenn Sie erhebliche Schwierigkeiten mit der Hüftbeugung haben, ist eine **Greifzange**. Sie hilft Ihnen beispielsweise, Dinge vom Boden aufzuheben oder notfalls auch hinterm Sofa hervorzuholen.

Spritzen ins Hüftgelenk

Injektionen ins Gelenk werden auch bei Hüftgelenkarthrose durchgeführt. Die Wirksamkeit von Spritzen ins Hüftgelenk ist am besten für Kortikosteroide (S. 92) nachgewiesen. Allerdings besteht dabei ein gewisses Risiko für die Bildung einer Hüftkopfnekrose, das heißt, eines Absterbens des knöchernen Hüftkopfes. Wie bei anderen Gelenken sollten Kortikosteroide (S. 109) daher auch beim Hüftgelenk nicht zu häufig angewandt werden. Zur Hyaluronsäure (S. 97) sind die Ergebnisse aus klinischen Studien bei Hüftarthrose widersprüchlich.

Mit oder ohne Bildwandler

Injektionen ins Hüftgelenk erfordern ebenso sterile Bedingungen wie Injektionen ins Kniegelenk und stellen höhere Ansprüche an das Können des ausführenden Arztes. Sie sollten in einer Klinik durchgeführt werden.

Die Injektionsnadel wird von der Leiste aus ins Hüftgelenk geführt. Der Injektionsweg führt nahe an Blutgefäßen und Nervenbündeln vorbei. Der Eingriff kann mit oder ohne Ultraschall- oder Bildwandlerkontrolle (Röntgen) erfolgen. Ein Bildwandler ist ein Röntgengerät, das nicht nur – wie bei den gängigen Röntgengeräten – Einzelaufnahmen ermöglicht, sondern auch eine Durchleuchtung mit kontinuierlicher Bildwiedergabe in Echtzeit. Damit kann der Arzt beispielsweise die Vorwärtsbewegung der Injektionsnadel im Körper des Patienten mitverfolgen und

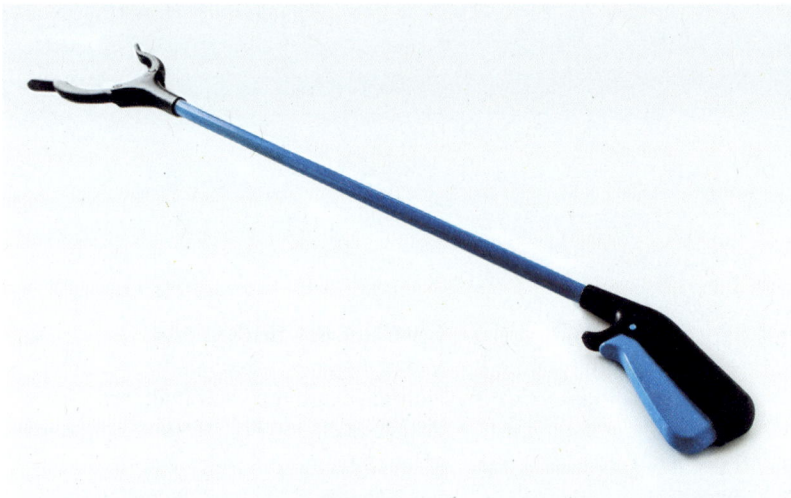
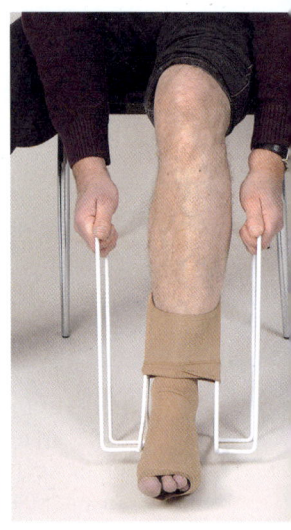

Etwas vom Boden aufheben, in den Strumpf schlüpfen, mitunter eine schwierige Aufgabe – Greifzangen und Strumpfanzieher können hilfreich sein.

gegebenenfalls deren Lage korrigieren. Auch bei Hüftoperationen kommen Bildwandler zum Einsatz, etwa um das Einbringen des Endoprothesenschafts in den Markraum zu steuern. Eine Form des Bildwandlers, die in den meisten Operationssälen eingesetzt wird, nennt sich C-Bogen. Der Name deutet auf die C-förmige Konstruktion hin, die es erlaubt, das mit einem fahrbaren Untersatz versehene Gerät berührungsfrei um die mit sterilen Tüchern abgedeckte Körperregion des Patienten herum zu platzieren.

Ultraschall als strahlenfreie Alternative

Bei der kontinuierlichen Durchleuchtung mit dem Bildwandler ist der Patient einer deutlich höheren Strahlenbelastung ausgesetzt als bei Einzelaufnahmen. Beim Röntgen der Hüfte werden die Keimdrüsen (Hoden oder Eierstöcke) aber ohnehin mit einer viel höheren Strahlendosis belastet als bei Röntgenuntersuchungen anderer Körperregionen. Zurückhaltung mit dem Einsatz von Bildwandlern ist daher vor allem bei jüngeren Frauen und Männern geboten, deren Familienplanung

noch nicht abgeschlossen ist. Injektionen ins Hüftgelenk können von einem Arzt, der in dieser Methode ausgebildet ist, auch ultraschallgesteuert erfolgen – ohne jegliche Strahlenbelastung.

Operationen

Die therapeutischen Möglichkeiten der gelenkerhaltenden Hüftchirurgie sind bei Arthrose sehr begrenzt. Wenn eine Fehlstellung der Oberschenkelachse vorliegt, können Umstellungsosteotomien des Oberschenkelknochens in frühen Stadien der Hüftarthrose in Erwägung gezogen werden. Ob damit langfristig bessere Ergebnisse erzielt werden als mit der Fortführung einer intensiven nichtoperativen Behandlung und einem späteren Gelenkersatz, ist fraglich. Bevor man sich für eine Umstellungsosteotomie des Oberschenkels entscheidet, sollte man bedenken, dass dieser Eingriff einen späteren Gelenkersatz erheblich erschweren kann, das heißt Komplikationen sind häufiger und die Ergebnisse im Hinblick auf Schmerzlinderung und Beweglichkeit schlechter.

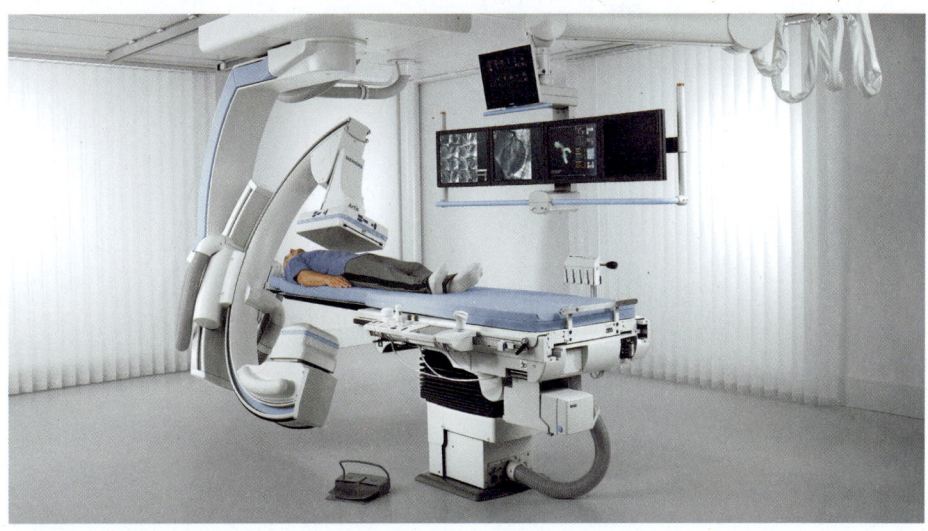

Mit dieser Technik – einem C-Bogen – wird in vielen Operationssälen die Arbeit der Chirurgen unterstützt.

Gelenkersatz (Totalendoprothesen)

Der Gelenkersatz zählt mittlerweile zur Routineversorgung der fortgeschrittenen Arthrose. Diese Errungenschaft der Medizintechnologie ging von der Hüftendoprothetik aus. Dementsprechend ist der Gelenkersatz am Hüftgelenk das am besten erprobte Verfahren und das Hüftgelenk ist nach wie vor das am häufigsten mit einer Totalendoprothese (TEP) (S. 119) versorgte Gelenk. Hüft-TEPs halten heute im Durchschnitt etwa 15 Jahre lang. Danach ist häufig ein Prothesenwechsel erforderlich.

■ Verschiedene Prothesentypen

Es gibt mittlerweile sehr viele TEP-Varianten. Bei der Standard-Schaftprothese ist der Oberschenkelanteil mit einem langen Schaft versehen und wird tief im Markraum verankert. Oberschenkelhals und Hüftkopf werden dazu komplett entfernt. Verschiedene Varianten der Kurzschaftprothese reichen weniger tief in den Knochen. Dadurch wird der Verlust an Knochensubstanz im Rahmen der Operation reduziert. Allerdings können kürzere

Schäfte nur in einem ausreichend stabilen Knochen gut verankert werden. Es gilt die Faustregel, je instabiler der Knochen, desto länger der infrage kommende Schaft. Beim Oberflächenersatz bleiben Schenkelhals und große Teile des Hüftkopfes erhalten. Der Oberschenkelanteil der Prothese besteht dabei nur aus einer Metallkappe, die auf dem Hüftkopf befestigt wird. Kopf- und Pfannenanteil sind größer als bei den Schaftprothesen.

■ Vor- und Nachteile

Die Prothesensysteme scheinen jeweils unterschiedliche Vor- und Nachteile zu haben. Eine allgemeine Aussage darüber, welches besser ist als die anderen, ist daher nicht möglich. Die Entscheidung für ein bestimmtes System hängt unter anderem vom Alter des Patienten, dessen Knochenstabilität, Form und Stellung von Oberschenkelknochen und Hüftpfanne ab. Die knochensparenderen Varianten haben in der Regel den Vorteil, dass ein späterer Prothesenwechsel leichter möglich ist, als wenn von vornherein eine Standard-Schaftprothese verwendet wird.

■ Lockerung durch Abrieb

Als Gleitpaarung, das sind die Teile des künstlichen Gelenks, die die aufeinander gleitenden Knorpelflächen ersetzen, kommen heute folgende Materialkombinationen in Frage:

Metall – Kunststoff
Keramik – Kunststoff
Keramik – Keramik

Beim natürlichen Gelenk haben die Gleitflächen aus Knorpel keinen unmittelbaren Kontakt, sondern sind durch einen dünnen Flüssigkeitsfilm aus Gelenkschmiere voneinander getrennt (S. 12). Bei den künstlichen Hüftgelenken konnte eine solche völlig kontaktfreie Gleitpaarung technisch noch nicht realisiert werden. Das bedeutet, dass Hüftkopf und Pfannenlager beim Bewegen immer ein bisschen aufeinander entlangreiben. Das ist zwar bei einer fachgerecht implantierten Prothese kaum merklich, führt aber über längere Zeiträume hinweg zu einem geringfügigen Materialabrieb. In seltenen Fällen können Abriebpartikel – unter anderem über Irritationen im benachbarten Knochen – zu Prothesenlockerungen führen. Mehr Abrieb entsteht, wenn die Prothese bei der Operation nicht optimal positioniert wurde und die Prothesenteile somit stärker aufeinander reiben.

■ Metall-Metall-Gleitpaarung vermeiden?

Einzelne Prothesen, bei denen der Abrieb besonders ausgeprägt war, wurden mittlerweile vom Markt genommen. Ob die Haltbarkeit und Sicherheit von Metall-Metall-Gleitpaarungen mit anderen vergleichbar ist, wird wegen der Abriebproblematik immer mehr infrage gestellt. Das trifft besonders auch für den Oberflächenersatz zu, bei dem Hüftkopf und -pfanne und damit die metallenen Reibungsflächen besonders groß sind. Den geringsten Abrieb haben Prothesenkomponenten aus Keramik. Ein Nachteil von Keramikprothesen ist wiederum, dass sie bei Extrembelastungen, etwa bei einem Sturz, brechen können.

■ Schadet Metallabrieb?

Metallabrieb kann zu sehr geringen Mengen in die Blutbahn und dadurch in andere Organe geraten. Dass das, wie immer wieder behauptet, mit erheblichen gesundheitlichen Risiken – etwa für Krebserkrankungen – einhergeht, ist nach heutigem Wissen unwahrscheinlich. Allergische Reaktionen auf Abriebpartikel sind sehr selten und scheinen am ehesten bei jüngeren Frauen vorzukommen. Deswegen, und auch weil nicht ganz ausgeschlossen werden kann, dass Metallspuren im Blut einen schädigenden Einfluss auf ein Kind im Mutterleib haben, wird von Metall-Metall-Gleitpaarungen bei Frauen im gebärfähigen Alter abgeraten. Um das Ausmaß des Abriebs einzuschätzen, können metallische Prothesenbestandteile wie Kobalt im Blut bestimmt werden.

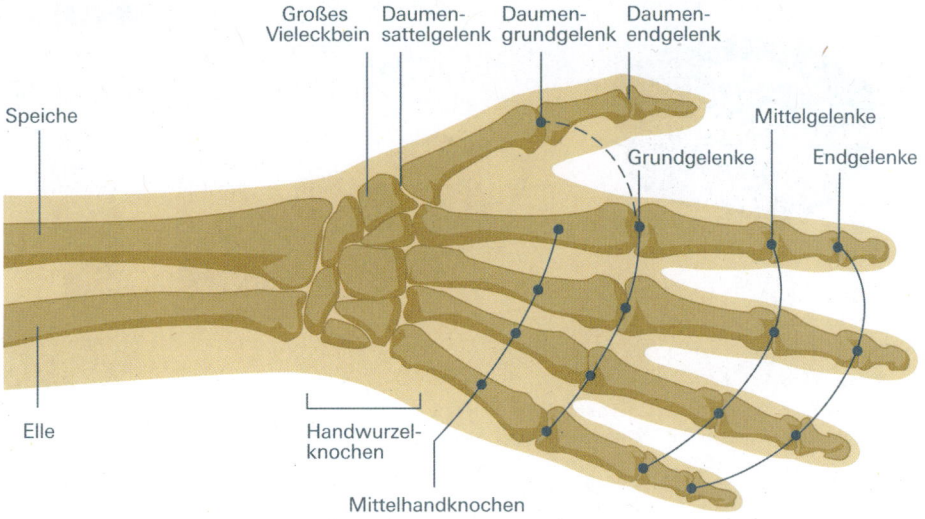

Großes Vieleckbein · Daumensattelgelenk · Daumengrundgelenk · Daumenendgelenk · Speiche · Mittelgelenke · Grundgelenke · Endgelenke · Elle · Handwurzelknochen · Mittelhandknochen

ARTHROSE DER HAND

Mit ihren 36 Gelenken ist die Hand einer der komplexesten Abschnitte des Bewegungssystems. Dazu gehören die wenig beweglichen Gelenke, die die Handwurzelknochen untereinander und mit den Mittelhandknochen verbinden und dabei wie ein gemeinsames Gelenk zwischen Mittelhand und Unterarm wirken. Der größte Teil der Beweglichkeit der Hand gegenüber dem Unterarm wird durch das Gelenk zwischen Handwurzel und Speiche gewährleistet. Grund-, Mittel- und Endgelenke der Finger ermöglichen deren vielfältige und fein abgestimmte Bewegungen – vom Greifen winziger Gegenstände über das Schließen von Knöpfen, das Bedienen einer Tastatur, das Schälen einer Apfelsine bis hin zum festen Umfassen eines Werkzeugs oder eines Haltegriffs in der Straßenbahn, um nur wenige Beispiele zu nennen. Die Grundgelenke gewährleisten 70 Prozent des Bewegungsumfangs der Finger, die Mittelgelenke 27 Prozent und die Endgelenke 3 Prozent. Der Daumen hat eine Sonderstellung, da er den anderen Fingern bei vielen Aufgaben als unerlässliches Gegen

über dient, er steht in Opposition – etwa beim „Pinzettengriff".

Wo tritt die Arthrose auf?

Unter den Gelenken der Hand ist das Daumensattelgelenk (s. Abb.) am häufigsten von Arthrose betroffen. Die Ärzte sprechen dann von einer Rhizarthrose. Schmerzen im Daumensattelgelenk behindern vor allem die Funktionen des Daumens, also auch dessen Zusammenspiel mit den anderen Fingern. Ebenfalls häufig ist die Arthrose der Endgelenke – Heberdenarthrose, sowie die Arthrose der Mittelgelenke – Bouchardarthrose. Arthrosen des Daumensattelgelenks und der Fingerend- und -mittelgelenke treten häufig zusammen, das heißt als Polyarthrose auf, was meist genetisch verursacht ist. Zu den Symptomen der Hand- und Fingerarthrosen gehören dumpfe, ziehende Schmerzen und oft auch eine ausgeprägte Steifigkeit der Gelenke. Sind vor allem die Grund- und Mittelgelenke von solchen Symptomen betroffen und über Wochen geschwollen, dann spricht das eher für eine rheumatoide Arthritis (S. 20) als für ei

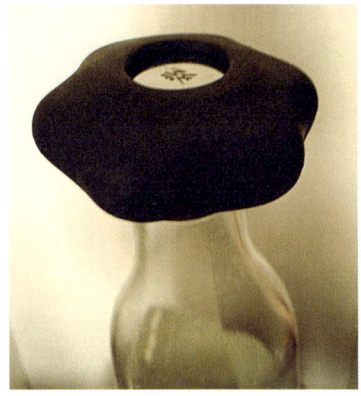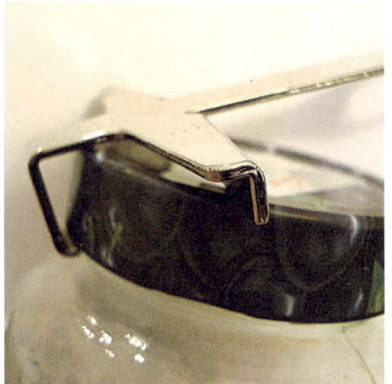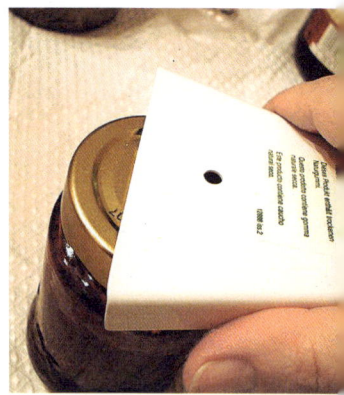

Flaschen und Schraubgläser zu öffnen ist schon mit schmerzfreien Händen nicht immer einfach – nutzen Sie Hilfsmittel für den Alltag

ne Arthrose durch Verschleiß. Eine Psoriasisarthritis (S. 20) befällt typischerweise sämtliche Gelenke eines „Strahls", das heißt das End-, Mittel- und Grundgelenk eines Fingers. Ihr Arzt wird sich aber in seinen diagnostischen Bemühungen nie damit begnügen, Ihnen „aus der Hand zu lesen", sondern auf eine Vielzahl anderer Krankheitszeichen achten.

Wohltuende Fingerübungen

Regelmäßige Bewegung hilft gegen Schmerzen und verbessert die Gelenkfunktion – dieser elementare Grundsatz der Arthrosebehandlung gilt auch für die kleinen Gelenke der Hand. Im Rahmen der Physiotherapie (S. 47) können Sie spezielle Hand- und Fingerübungen lernen. Für diejenigen, die es gerne asiatisch mögen, gibt es Handyoga oder – in der chinesischen Variante – Übungen mit Qigongkugeln, einer Art Handgymnastik, bei der man zwei Metallkugeln in der geöffneten Hand kreisen lässt.

Trainieren für den Alltag

Ist die Beweglichkeit der Hand aufgrund einer Arthrose so stark eingeschränkt, dass bestimmte Alltagstätigkeiten – etwa Schraubverschlüsse öffnen, Schuhe binden oder Zähne putzen – nicht mehr gelin-

gen, dann kann die Ergotherapie (S. 123) helfen, die unverzichtbaren Alltagsfertigkeiten gezielt zu üben und gegebenenfalls mit Hilfsmitteln (S. 67) zu unterstützen. Das können Werkzeuge zum Öffnen von Schraubverschlüssen sein, Griffverdickungen, die das Halten von Kugelschreibern und Messergriffen erleichtern, spezielle Wäscheklammern, die man nicht mit den Fingern zusammendrücken muss, eine Greifhilfe, mit der man den Rollladengurt packen kann, oder eine anatomisch geformte Computermaus, die die Gelenke der Hand weniger beansprucht als die herkömmliche Form. Wenn es notwendig ist, ein Gelenk für begrenzte Zeit oder bei bestimmten Tätigkeiten zu stabilisieren oder ruhigzustellen, dann kann der Ergotherapeut für Sie eine passende Bandage oder Schiene auswählen.

Physikalische Therapie ausschöpfen

Was im allgemeinen Kapitel zur physikalischen Therapie gesagt wurde, trifft im Wesentlichen auch auf die Arthrose der Hand- und Fingergelenke zu. Probieren Sie aus, ob Ihnen eher Wärme oder Kälte guttut. Wärme können Sie selbst beispielsweise über ein Handbad anwenden. Zum Kühlen kann eine Gelpackung dienen

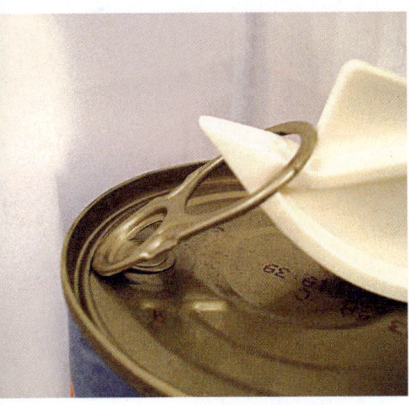 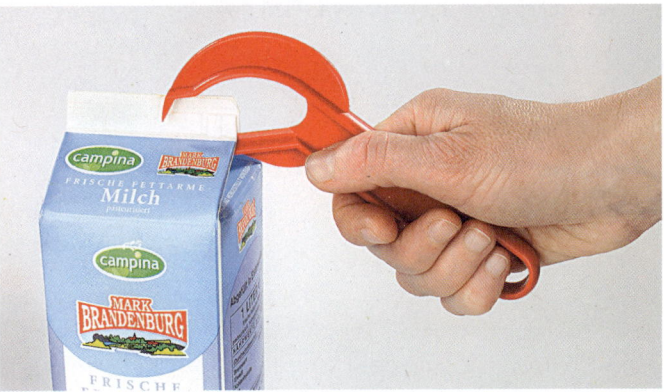

Wenn Fingerkraft und Gelenkigkeit gefragt sind, sollten Sie sich aus einer Vielzahl von Hilfsmitteln die passenden aussuchen, um sich das Leben zu erleichtern.

oder auch ein Quarkwickel – einfach einen guten Esslöffel Quark aus dem Kühlschrank auf ein zusammengefaltetes Tüchlein geben, mit der Quarkseite auf das betroffene Gelenk legen, mit einer schmalen Mullbinde befestigen und so lange belassen, wie der kühlende Effekt anhält. Auch zur Blutegeltherapie (S. 61) bei Rhizarthrose gibt es Wirksamkeitshinweise aus klinischen Studien.

Äußerliche Mittel haben Vorrang

Bei der medikamentösen Behandlung der Handarthrose haben äußerlich verabreichte Mittel (S. 103) den Vorrang vor Medikamenten zum Einnehmen. Gut belegt ist dabei die Wirksamkeit von Präparaten mit NSAR (S. 86). Ist ein Gelenk der Hand geschwollen, dann kann die Injektion von Kortikosteroiden für einige Wochen die Schmerzen lindern, unterliegt aber denselben Einschränkungen wie bei anderen Gelenken (S. 92). Die Wirksamkeit intraartikulärer Injektionen von Hyaluronsäure (S. 97) ist ungewiss.

Operationen

Bei einer fortgeschrittenen Rhizarthrose kann das große Vieleckbein (s. Abb.), auf dem sich die Handwurzelkomponente des Daumensattelgelenks befindet, operativ

entfernt werden. Die Beweglichkeit des Daumens wird damit im Idealfall fast vollständig wiederhergestellt. Auf Fachchinesisch heißt dieser Eingriff Trapezektomie. Der Mittelhandknochen des Daumens wird auch ohne diesen Handwurzelknochen noch ausreichend stabilisiert; dafür sorgt das verbleibende System aus Bändern und Sehnen. Eine zusätzliche Stabilisierung durch eine Sehnenverpflanzung, wie sie bei einer gängigen Variante der Trapezektomie vorgenommen wird, bringt keine besseren Ergebnisse und ist mit höheren Komplikationsraten behaftet als die alleinige Entfernung des Vieleckbeins.

HANDCHIRURGIE IST PRÄZISIONS-ARBEIT

Handchirurgie ist überwiegend Mikrochirurgie und erfordert viel Geschick seitens des Operateurs. Es empfiehlt sich daher, einen solchen Eingriff an einer Spezialabteilung für Handchirurgie vornehmen zu lassen.

Eine Gelenkversteifung (S. 120) kommt vor allem für stark geschädigte Endgelenke und unter Umständen auch für die Mittelgelenke der Finger infrage. Diese Gelenke haben einen sehr viel geringeren Anteil am Gesamtbewegungsumfang der Finger als die Grundgelenke (s. o.). Bewährt hat sich auch die Versteifung des Handgelenks bei fortgeschrittenem Verschleiß; die Versteifung in günstiger Stellung ermöglicht weiterhin auch schwere Handarbeiten.

Grundsätzlich ist auch ein endoprothetischer Ersatz von Fingergelenken möglich. Er kommt überwiegend am Grund-oder Mittelgelenk zum Einsatz, als Teilprothese (Hemiprothese), bei der nur eine der beiden Gelenkkomponenten ersetzt wird, oder als TEP (S. 119). Ähnliche Endoprothesen gibt es auch für das Daumensattelgelenk und für die Gelenke zwischen Mittelhand- und Handwurzelknochen; die Versorgung mit solchen Prothesen erzielte aber keine durchgängig guten Ergebnisse.

SCHULTERARTHROSE (OMARTHROSE)

Es ist ein sehr komplexes Zusammenspiel von Knochen, Gelenken, Bändern, Sehnen und Muskeln, das die Funktion und Stabilität der Schulter gewährleistet. Drei Knochen bilden dazu das Grundgerüst, nämlich Oberarmknochen, Schulterblatt und Schlüsselbein. Das Hauptgelenk der Schulter, ein großes Kugelgelenk, wird aus dem Oberarmkopf und der Gelenkpfanne im Schulterblatt gebildet. Wenn im Folgenden von „dem" Schultergelenk die Rede ist, dann ist das Hauptgelenk gemeint. Das Schulterhauptgelenk ist das beweglichste Gelenk des menschlichen Körpers. Zusätzlichen Bewegungsspielraum erhält der Oberarm dadurch, dass das Schulterblatt, an dem er aufgehängt ist, selbst in einem gewissen Umfang beweglich ist. Der obere Teil des Schulterblatts ist zur Brustseite hin durch ein kleines Kugelgelenk, das Schultereckgelenk, mit dem äußeren Ende des Schlüsselbeins verbunden. Die Knorpelflächen dieses Gelenks sind durch eine Gelenkscheibe, eine Art Meniskus, gegeneinander abgepuffert. Fast alle Schulterbewegungen benötigen das störungsfreie Zusammenspiel der beschriebenen Teile.

Schulterschmerzen – was steckt dahinter?

Nur bei zwei bis fünf von hundert Patienten mit Schulterschmerzen liegt den Beschwerden eine Arthrose zugrunde. Da die Schultergelenke, anders als die Gelenke der unteren Extremität, nicht das Körpergewicht tragen, sind sie selten von einer primären Arthrose (S. 13) betroffen. Viel häufiger sind dagegen sekundäre Arthrosen (S. 13), etwa aufgrund von Weichteil- oder Knochenverletzungen, chronisch entzündlichen Erkrankungen – etwa rheumatoider Arthritis oder infolge einer Erkrankung des knöchernen Gelenkkopfes. Schmerzen und Bewegungseinschränkungen der Schulter können zwar auch auf ei-

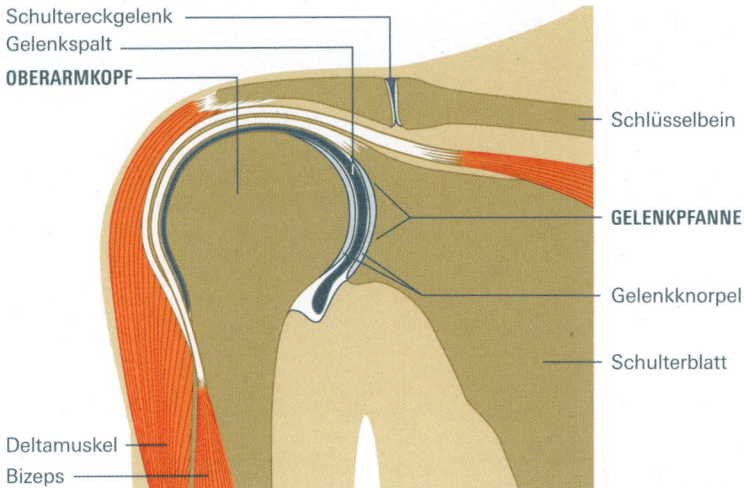

Schultereckgelenk
Gelenkspalt
OBERARMKOPF
Schlüsselbein
GELENKPFANNE
Gelenkknorpel
Schulterblatt
Deltamuskel
Bizeps

ne Arthrose hindeuten; meistens haben solche Symptome aber eine andere Ursache, etwa eine Erkrankung der Weichteile, also der Muskeln, Sehnen oder Bänder, und bedürfen einer anderen Behandlung als die Arthrose.

Häufig ist die Schulter auch bei weitverbreiteten Schmerzen (S. 19) zumindest mit betroffen. Wichtig ist also zunächst eine sorgfältige diagnostische Abklärung durch einen Arzt, der mit der Behandlung von Schulterschmerzen vertraut ist.

 WAS ZUM THERAPIEERFOLG BEITRÄGT

Obwohl Schulterschmerzen verschiedener Ursache sehr unterschiedlich behandelt werden müssen, gibt es doch einige Faktoren, die die Erfolgsaussichten der Behandlung von Schulterschmerzen grundsätzlich zu beeinflussen scheinen. Menschen mit gut trainierter Muskulatur und Nichtraucher beispielsweise haben bessere Chancen auf ein baldiges Ansprechen der Schmerzen auf die Behandlung als schlecht trainierte Raucher. Ein ungünstiger Umgang mit Stress (S. 73) scheint die Erfolgsaussichten zu verschlechtern.

Anlauf-, Belastungs- und Ermüdungsschmerz

Typisch – wenn auch nicht beweisend – für eine Arthrose der Schulter sind Anlaufschmerz (S. 15), Schmerzen unter Belastung, Ermüdungsschmerzen und ein zurückgehender Bewegungsradius des Gelenks. Viele Betroffene erleben eine Empfindlichkeit des Gelenks gegen Kälte, manchmal knarrt und reibt es hörbar im Gelenk. Muskelschmerzen und Verspannungen der gelenkumgebenden Muskulatur können hinzukommen.

Bewegung ist Trumpf

Die nichtoperative Behandlung der Schulterarthrose folgt genau denselben Grundsätzen wie in den allgemeinen Kapiteln zur Arthrosebehandlung beschrieben: Bewegung ist Trumpf; Ergänzungen durch physikalische und stressreduzierende Verfahren tragen meist erheblich zur Schmerzlinderung und Funktionsverbesserung der Schultergelenke bei. Schmerzmittel sollten nur zeitlich begrenzt und zugunsten von regelmäßigem Sporttraining und Physiotherapie eingenommen werden.

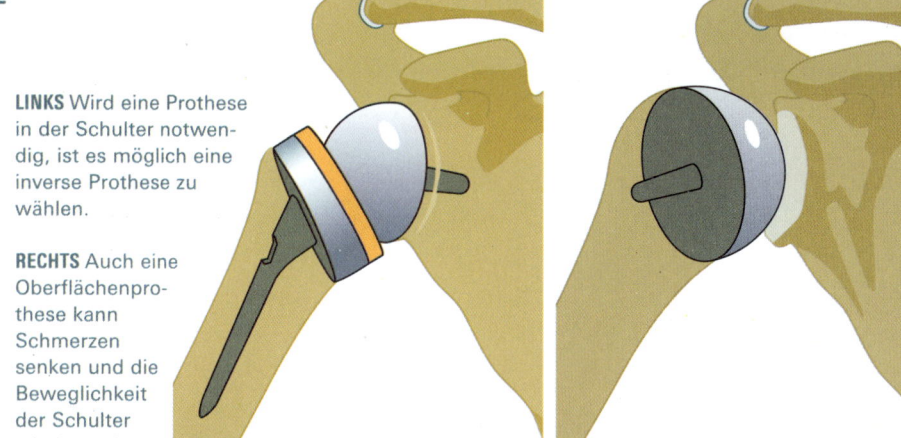

LINKS Wird eine Prothese in der Schulter notwendig, ist es möglich eine inverse Prothese zu wählen.

RECHTS Auch eine Oberflächenprothese kann Schmerzen senken und die Beweglichkeit der Schulter wieder steigen.

Spritzen nur in der Klinik

Injektionen in die Schultergelenke erfordern mehr Geschick als Spritzen ins Knie und sollten daher von einem erfahrenen Arzt in einer Klinik durchführt werden. Die intraartikuläre Injektion mit Kortikosteroiden hat sich zwar bei anderen Schultererkrankungen als wirksam erwiesen, in der Behandlung der Schulterarthrose ist ihr Nutzen jedoch ungewiss.

Hyaluronsäurespritzen ins Schultergelenk wirkten in einer Studie bei Arthrosepatienten wirksamer gegen Schmerzen als ein Scheinmedikament. Dieses Ergebnis bedarf allerdings der Überprüfung in weiteren Studien. Zur intraartikulären Injektionsbehandlung des Schultereckgelenks gibt es bislang keine aussagekräftigen Studien.

Arthroskopie: Nutzen unklar

Beide Gelenke der Schulter sind prinzipiell der Arthroskopie (S. 25) zugänglich. Ähnlich wie beim Knie können Knorpelschäden in einem gewissen Umfang bereinigt und der Knorpel geglättet werden. Ob das bei den Gelenken der Schulter von Nutzen ist oder sich gar ungünstig auf den Verlauf der Arthrose auswirkt, ist unklar. Dasselbe

gilt für die arthroskopische Entfernung der Gelenkscheibe aus dem Schultereckgelenk. Umstellungsosteotomien (S. 118) des Oberarmknochens kommen nach Expertenmeinung nur selten infrage.

Gelenkersatz: Nutzen belegt

Bei fortgeschrittener Arthrose des Schultergelenks, bei der die nichtoperative Behandlung nicht ausreicht, kann die Implantation einer Teil- oder Totalendoprothese nachweislich Schmerzen lindern und die Beweglichkeit verbessern. Ähnlich wie beim Hüftgelenk gibt es auch für die Schulter unterschiedliche Formen von Schaft- und Oberflächenersatzprothesen. Eine Besonderheit beim Schultergelenkersatz ist die inverse (umgekehrte) Prothese. Dabei liegt der kugelige Gelenkkopf in der bisherigen Gelenkpfanne und der Pfannenanteil der Prothese wird im Oberarmknochen verankert. Die Auswahl der Prothese orientiert sich auch beim Schultergelenkersatz an einer Reihe verschiedener Faktoren, wie am Patientenalter sowie am Zustand von Knochen, Bändern und Muskulatur. Heutige Schulterendoprothesen bleiben etwa 10 bis 15 Jahre funktionstüchtig.

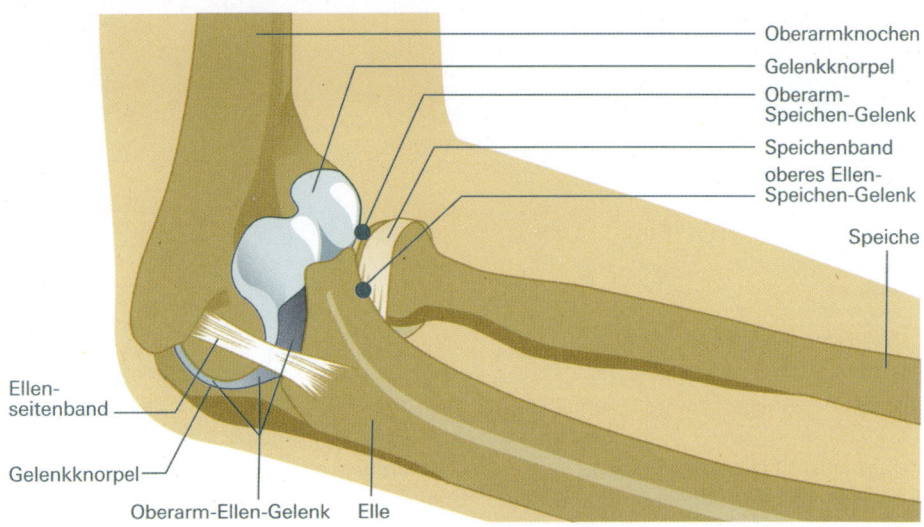

Oberarmknochen

Gelenkknorpel

Oberarm-Speichen-Gelenk

Speichenband

oberes Ellen-Speichen-Gelenk

Speiche

Ellen-seitenband

Gelenkknorpel

Oberarm-Ellen-Gelenk   Elle

ELLBOGENARTHROSE

Das Ellbogengelenk schafft die bewegliche Verbindung zwischen dem Oberarmknochen und den beiden Unterarmknochen – Elle und Speiche. Es besteht aus drei Teilgelenken, die in einer Gelenkkapsel vereint sind:

■ Das Oberarm-Ellen-Gelenk ist ein Scharniergelenk, das die Beugung und Streckung des Unter- gegenüber dem Oberarm erlaubt.

■ Das Oberarm-Speichen-Gelenk ist ein Kugelgelenk und ermöglicht neben der Beugung und Streckung auch die Wendung des Unterarms nach innen und außen; bei hängendem Oberarm und nach vorne abgewinkeltem Unterarm beispielsweise erlaubt das die Wendung der Handfläche nach unten und oben.

■ Das in der Gelenkkapsel liegende obere Ende der Speiche ist wie ein Rad geformt, dessen Drehachse der Längsachse des Knochens entspricht. Dieses mit Gelenkknorpel umhüllte „Rad" ist in eine – ebenfalls mit Knorpel ausgekleidete – Vertiefung am oberen Teil der Elle eingebettet und bildet zusammen mit dieser Vertiefung das obere Ellen-Speichen-Gelenk.

Es ermöglicht die Drehung der Speiche um ihre eigene Achse und damit die Innen- und Außenwendung des Unterarms. Ein kräftiges Band verhindert, dass das „Rad" aus der Vertiefung springen kann. Dieser Gelenktyp heißt auch – entsprechend seiner Form und Funktion – Radgelenk.

Das Ellbogengelenk ist unerlässlich, um die Hand schnell und gezielt im Raum zu positionieren. Schmerzen und Bewegungseinschränkungen im Ellbogen können daher viele Alltagsaktivitäten erheblich behindern oder sogar unmöglich machen.

Selten primäre Arthrose

Primäre Arthrosen des Ellbogens sind selten. Nur etwa zwei Prozent der Bevölkerung sind davon betroffen; davon überwiegend Männer. Andere, viel häufigere Ursachen von Ellbogenschmerzen sind beispielsweise Epicondylopathien – „Tennis- und Golfellbogen", das sind schmerzhafte Erkrankungen der Sehnenansätze infolge von Fehlbelastungen und unausgeglichener Muskelspannung. Auch rheumatische Erkrankungen, Schleimbeutelentzündungen, Gicht und vieles mehr kann mit Schmerzen am Ellbogen einhergehen.

Berufskrankheit Ellbogenarthrose

Ob das langjährige Arbeiten mit Pressluftwerkzeugen oder anderen Maschinen, die eine starke Vibration auf den Arm ausüben, alleine das Entstehen einer Ellbogenarthrose erklärt, ist umstritten. Möglicherweise tragen solche Einflüsse nur bei Menschen mit einer entsprechenden Veranlagung zum Fortschreiten der Arthrose bei. Grundsätzlich sind Ellbogenerkrankungen, bei denen ein solcher Zusammenhang nachgewiesen wird, als Berufskrankheit anerkannt (S. 124). Dieser Nachweis ist aber oft nicht möglich und nur etwa jeder fünfte Antrag wird bewilligt.

Handlungsabläufe trainieren

Die nichtoperative Behandlung der Ellbogenarthrose folgt denselben Prinzipien wie bei anderen Gelenken. Bei starker Bewegungseinschränkung ist neben der Physiotherapie (S. 47) die Ergotherapie (S. 123) sehr sinnvoll, um gezielt Handlungsabläufe für den Alltag zu trainieren. Insgesamt gibt es nur sehr wenige aussagekräftige Studien zur Behandlung der Ellbogenarthrose; unklar ist beispielsweise, ob die intraartikuläre Injektion von Kortikosteroiden oder Hyaluronsäure von Nutzen ist.

Operationen

Auch die operative Behandlung der Ellbogenarthrose kann sich derzeit fast ausschließlich auf die Meinung von Experten stützen und nicht auf verlässliche Forschungsergebnisse. Ähnlich wie bei anderen Gelenken scheint die arthroskopische Entfernung von Knorpelgewebe am ehesten dann gerechtfertigt zu sein, wenn es um abgelöste Stücke geht, die womöglich die Bewegung des Gelenks blockieren. Auch das Abtragen arthrosebedingter Osteophyten – knöcherner Überstände am Rand der Gelenkflächen – gilt, wenn sie das Aufeinandergleiten der Gelenkflächen behindern, als sinnvoll. Unklar ist dagegen, ob ein Debridement (S. 116) im Ellbogengelenk auch dann von grundsätzlichem Nutzen ist, wenn keine mechanischen Hindernisse im Gelenk vorliegen.

Gelenkersatz

Die Implantation eines künstlichen Ellbogengelenks kann bei weit fortgeschrittener Arthrose in Erwägung gezogen werden, um die Beweglichkeit des Gelenks wiederherzustellen und Schmerzen zu lindern. Die Funktionsdauer scheint im Durchschnitt geringer zu sein als bei Hüft- oder Knieendoprothesen. Ein künstliches Ellbogengelenk kommt am ehesten bei älteren Menschen infrage. Man unterteilt die verschiedenen Prothesentypen in ungekoppelte Prothesen, die aus getrennten Oberarm- und Unterarmkomponenten bestehen, und gekoppelte Prothesen, bei denen diese beiden Komponenten durch ein Scharnier verbunden sind. Eine deutliche Überlegenheit einer der beiden Varianten hat sich bisher nicht gezeigt.

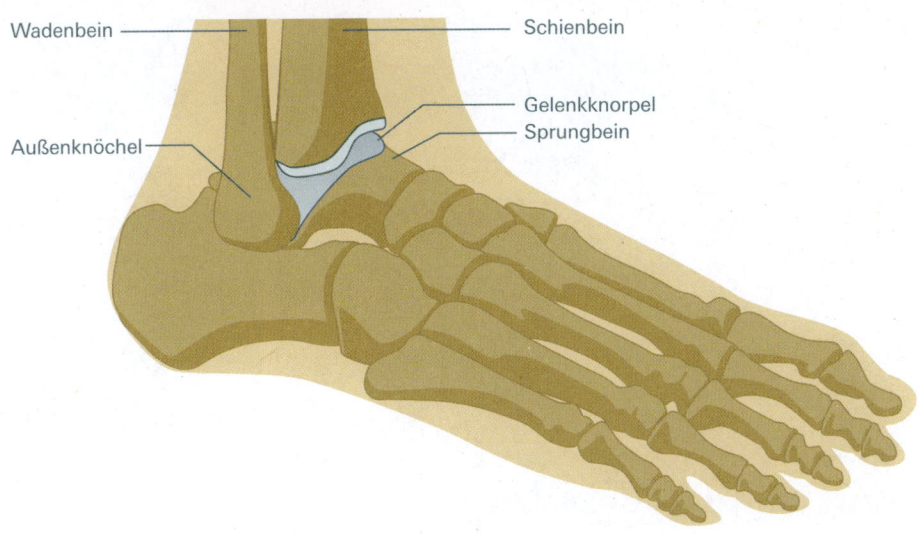

Wadenbein — Schienbein
Gelenkknorpel
Sprungbein
Außenknöchel —

ARTHROSE DES OBEREN SPRUNGGELENKS

Das untere Sprunggelenk ist Teil des Mittelfußes und wird im nächsten Abschnitt (S. 148) besprochen. Das obere Sprunggelenk verbindet Fuß und Unterschenkel miteinander. Es ermöglicht das Kippen des Fußes nach oben und unten sowie in einem sehr begrenzten Umfang auch dessen Drehung und Seitwärtskippung. Eine der wichtigsten Aufgaben des oberen Sprunggelenks ist es, das Abrollen des Fußes beim Gehen zu gewährleisten. Beim Auf- und Abwärtsgehen und in unebenem Gelände erlaubt das Sprunggelenk dem Fuß, sich schnell an die Neigung des Untergrunds anzupassen, und sorgt damit für Bodenhaftung und Standfestigkeit.

Die Unterschenkelkomponente des oberen Sprunggelenks wird von den unteren Enden der beiden Unterschenkelknochen, Schienbein und Wadenbein, gebildet. Sie werden von kräftigen Bändern zusammengehalten und schaffen mit ihren knöchernen Ausläufern, dem Innen- und Außenknöchel, die Gelenkgabel. In diese ist die untere Gelenkkomponente eingebettet, eine sattelförmig geschwungene,

knorpelüberzogene Kuppe des Sprungbeins.

Häufig Verletzungsfolge

Primäre Arthrosen (S. 13) kommen beim oberen Sprunggelenk viel seltener vor als bei den beiden anderen großen Gelenken der unteren Extremität – Hüft- und Kniegelenk. Häufiger sind Knorpelschäden durch Verletzungen oder etwa als Folge von Bandinstabilitäten und Knöchelbrüchen, die in einer ungünstigen Stellung verheilt sind. Unter den möglichen Ursachen für eine sekundäre Arthrose (S. 13) stehen beim oberen Sprunggelenk Verletzungen an erster Stelle, gefolgt von chronisch entzündlichen Erkrankungen wie der rheumatoiden Arthritis (S. 20). Auch Übergewicht und genetische Faktoren scheinen zumindest bei einigen Betroffenen eine Rolle zu spielen.

Abrollen und Gehen im Gelände erschwert

Neben Anlaufschmerz (S. 15) und Belastungsschmerz zwischen den Fußknöcheln können auch zunehmende Schmerzen

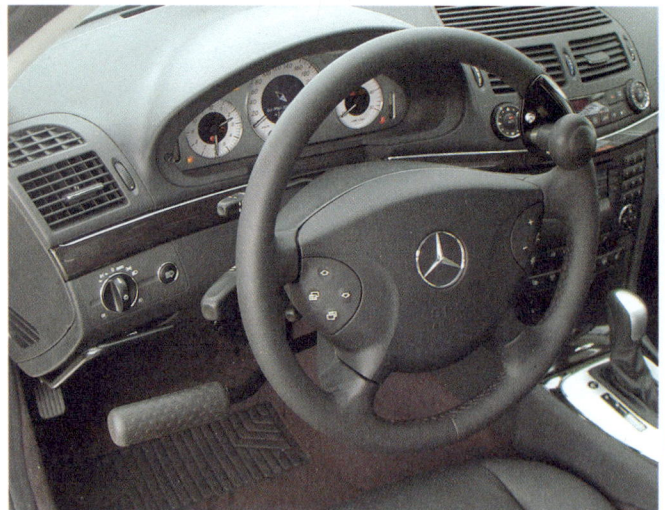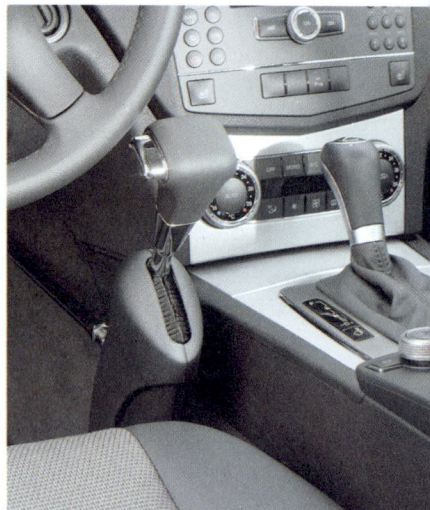

Mit Handbedienelementen können Sie sicher Auto fahren, auch bei einer schweren Fußarthrose

beim Gehen am Berg, in hügeligem Gelände oder beim Treppensteigen auf eine Arthrose des oberen Sprunggelenks hinweisen. Oft schwillt das Gelenk dabei an. Mit dem Fortschreiten der Erkrankung kann es zu einer zunehmenden Bewegungseinschränkung kommen, die sich besonders beim Abrollen des Fußes bemerkbar macht. Dann sind Schuhe mit Abrollhilfe oder Sohlenrolle (S. 72) nützlich, sie übernehmen einen Teil des Abrollvorgangs und entlasten somit das Gelenk.

KÖNNEN SIE NOCH BREMSEN?

Wer unter starken Schmerzen oder Bewegungseinschränkungen der Sprunggelenke leidet, sollte kein herkömmlich ausgerüstetes Kraftfahrzeug steuern. Wenn nur ein Sprunggelenk betroffen ist und man mit dem anderen Fuß noch problemlos – und wenn es sein muss, auch mal beherzt – Brems- und Gaspedal bedienen kann, hilft unter Umständen schon ein Automatikgetriebe. Wer auch damit nicht mehr zurechtkommt und auf das Autofahren trotzdem nicht verzichten will, kann in seinem Fahrzeug zusätzlich zur Automa-

tikschaltung Bremse und Gas auf Handsteuerung umbauen lassen. Immer mehr Autohersteller bieten entsprechende Sondermodelle für Menschen mit Gehbehinderung bereits ab Werk an. Für die Zulassung eines solchen Fahrzeugs gelten spezielle Bestimmungen. Gemäß der „Verordnung über Kraftfahrzeughilfe zur beruflichen Rehabilitation" können für solche Umbauten Zuschüsse erteilt werden. Je nach Umständen sind dafür die Träger der gesetzlichen Unfallversicherung, der gesetzlichen Rentenversicherung, die Bundesagentur für Arbeit oder die „Träger von begleitenden Hilfen im Arbeits- und Berufsleben" zuständig. Nähere Informationen zu diesem Thema erhalten Sie unter www.autoanpassung.de. Tritt eine Beeinträchtigung ein, muss auch die Fahrerlaubnis angepasst werden, dabei werden die notwendigen Hilfsmittel eingetragen, eine erneute Fahrprüfung erfolgt nicht.

Hochlegen und kühlen

Die nichtoperative Behandlung der Sprunggelenksarthrose erfolgt nach denselben Prinzipien wie bei anderen Gelen-

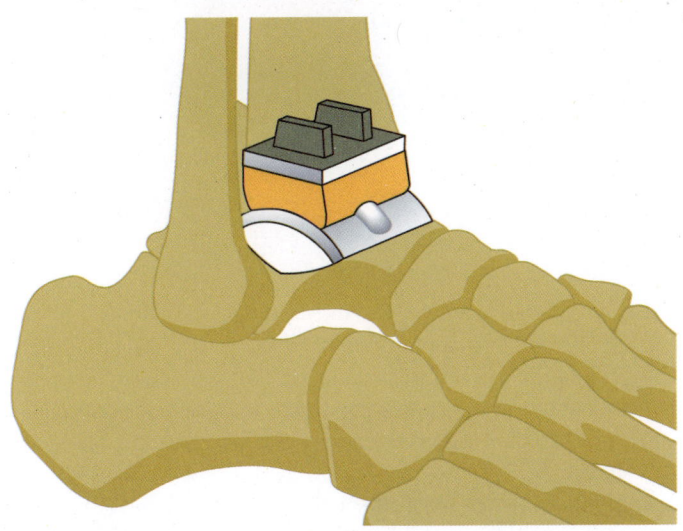

Moderne Sprunggelenk-Endoprothese bestehen aus drei Komponenten, so ist ein notwendiger Austausch nach Abnutzung mit geringerem Aufwand möglich.

ken. Bei geschwollenen Gelenken hilft oft Beine hochlegen und kühlen (S. 56). Inwiefern Injektionen von Kortikosteroiden oder Hyaluronsäure ins obere Sprunggelenk (S. 97) von Nutzen sind, ist unklar. Die bisherigen Ergebnisse aus Studien zu dieser Frage sind widersprüchlich.

Operationen

Liegen im oberen Sprunggelenk mechanische Hindernisse vor, etwa knöcherne Anbauten, die über den Gelenkknorpel ragen, dann können die Ärzte diese im Rahmen der Arthroskopie (S. 116) beseitigen und somit die Gelenkfunktion verbessern. Bei kleinen Knorpeldefekten kann man eine Knorpelrekonstruktion (S. 117) in Erwägung ziehen.

Umstellungsosteotomien (S. 118) am Unterschenkel sollten nur nach sehr sorgfältiger Diagnostik und Abwägung der Vor- und Nachteile durchgeführt werden. Dabei muss unter anderem ausgeschlossen werden, dass die Beinfehlstellung von der Hüfte herrührt.

In manchen Fällen ist eine Umstellungsosteotomie Voraussetzung für die er-

folgreiche Implantation einer Sprunggelenk-Endoprothese, denn eine zu ausgeprägte Fehlstellung gefährdet die Stabilität der Prothese. Weitere wichtige Voraussetzungen für den Oberflächenersatz (S. 119) am oberen Sprunggelenk sind eine ausreichende Stabilität von Knochen und Bändern. Bei den heute verwendeten Prothesentypen unterscheidet man zwischen Zwei- und Dreikomponentensystemen. Bei Letzterem ist zwischen die beiden metallenen Prothesenkomponenten – die schienbeinseitige und die sprungbeinseitige – als dritte Komponente ein Block aus Kunststoff eingepasst. Hat sich dieser im Lauf der Jahre abgenutzt, dann kann er mit viel weniger Aufwand gewechselt werden als die gesamte Prothese. Bei den Zweikomponentensystemen ist der Kunststoffblock fest mit der Unterschenkelkomponente verbunden.

Die Haltbarkeit heutiger Endoprothesen am oberen Sprunggelenk beträgt etwa zehn Jahre. Sie sind weniger belastbar als etwa eine Hüft-TEP. Für jüngere Menschen, die nicht auf alle stark gelenkbelastenden Aktivitäten verzichten wollen, wie

alpines Ski- und Snowboardfahren, Fuß-
ball oder Kampfsport, sind sie daher in der
Regel nicht geeignet. Dann kann – bei
stark geschädigtem Gelenkknorpel – die
Arthrodese (S. 120) des Sprunggelenks
eine Alternative sein. Ein Vorteil der Gelenkversteifung ist, dass sie den Übergang
zwischen Unterschenkel und Fuß wieder

voll belastbar macht. Ein Nachteil ist, dass
sich das Gangbild verändern kann und die
Gelenke von Fuß, Knie, Hüfte und Wirbelsäule deutlich stärker belastet werden. Die
Arthrodese kommt auch dann zum Einsatz, wenn nach mehreren Prothesen-
wechseln keine weitere endoprothetische
Versorgung mehr möglich ist.

ARTHROSE DES FUSSES

Der Grundaufbau des Fußes ähnelt dem
der Hand (S. 137). Das ist nicht weiter
verwunderlich, zumal man bei unseren
affenartigen Vorfahren wie auch bei unseren heutigen nächsten Verwandten im
Tierreich Füße vorfindet, die sowohl in
ihrem Aufbau als auch in ihrer Funktion
Händen sehr ähnlich sind. Der Fuß des
Homo sapiens hat sich erst nach und
nach mit zunehmend aufrechtem Gang
zum heutigen menschlichen Fuß gewan-
delt. Auch wenn die Form unserer Füße
für das Gehen und Stehen ausgelegt ist
und kaum mehr zum Greifen und Hantie-
ren mit Gegenständen taugt, sind die
Ähnlichkeiten mit der Hand noch unver-
kennbar.

Geschmeidiges Abrollen

Die insgesamt 26 Knochen des Fußes
sind durch Gelenke miteinander verbunden. Zusammen mit dem oberen Sprunggelenk (S. 145) gewährleisten sie die Beweglichkeit des Fußes gegenüber dem

Oberschenkel und die Biegsamkeit und
Elastizität des Fußes – etwa beim Abrollen. Den hinteren Teil des Fußes, der über
das obere Sprunggelenk mit dem Unterschenkel verbunden ist, nennt man Fußwurzel. Drei der Fußwurzelknochen,
nämlich Sprungbein, Fersenbein und
Kahnbein, sind durch das untere Sprunggelenk verbunden, das aus verschiedenen
Teilgelenken besteht und eine begrenzte
Verschiebbarkeit der Fußwurzelknochen
untereinander erlaubt. Ähnlich wie die
fünf Mittelhandknochen der Hand die
Verbindung zwischen Handwurzel und
Fingern bilden, schaffen die fünf Mittelfußknochen die Verbindung zwischen
Fußwurzel und Zehen.

Der Große Zeh wird, wie der Daumen,
nur aus einem Grund- und Endglied gebildet, bei allen anderen Zehen – und Fingern – liegt dazwischen noch das Mittel-
glied. Die Zehenknochen sind durch
Grund-, Mittel- und Endgelenke miteinander verbunden.

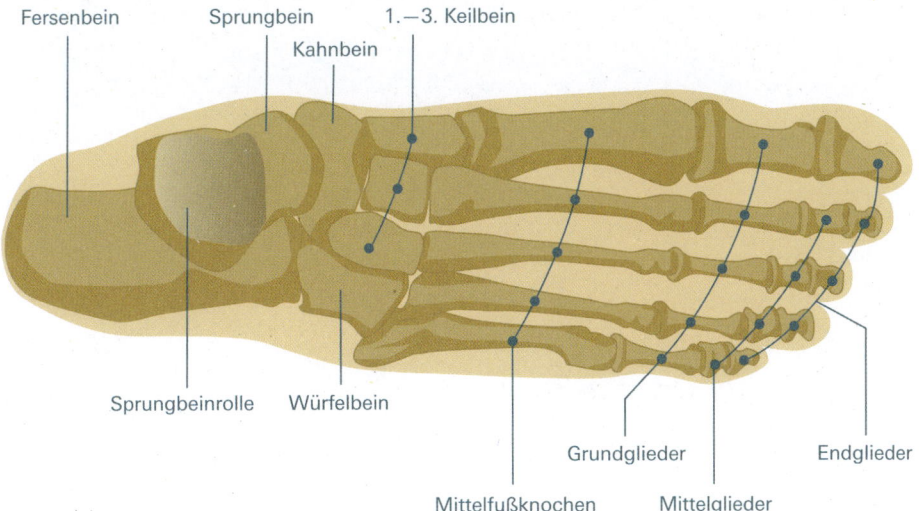

Fersenbein   Sprungbein   1.–3. Keilbein

Kahnbein

Sprungbeinrolle   Würfelbein

Grundglieder   Endglieder

Mittelfußknochen   Mittelglieder

Weh am großen Zeh

Die Fußgelenke sind viel seltener von einer primären Arthrose (S. 13) betroffen als etwa das Knie- oder Hüftgelenk. Am häufigsten macht das Großzehengrundgelenk Beschwerden, allerdings stecken dann oft auch andere Erkrankungen dahinter, etwa eine Gicht (S. 20). Die primäre Arthrose des Großzehengrundgelenks nennen die Mediziner auch Hallux limitus, wenn die Beweglichkeit der Zehe eingeschränkt ist, und Hallux rigidus, wenn die Zehe aufgrund der Erkrankung unbeweglich geworden ist. Arthrosen des Großzehengrundgelenks scheinen teilweise auf genetischen Faktoren zu beruhen, denn sie treten familiär gehäuft auf.

Schmerz, Schwellung, Schongang

Beginnende Arthrosen des Fußes äußern sich typischerweise in belastungsabhängigen dumpfen Schmerzen, einer leichten Schwellung und gelegentlich auch Rötung der betroffenen Gelenke. Mit Fortscheiten der Erkrankung können sich die betroffenen Gelenke aufgrund knöcherner Anbauten verdicken und zunehmend versteifen. Um Schmerzen zu vermeiden, gewöhnen sich viele Betroffene einen Schongang an

und überlasten damit andere Teile des Fußes. Langfristig können daraus Muskelschmerzen und -verkürzungen sowie Gelenkfehlstellungen entstehen.

Physiotherapie, physikalische Verfahren, Hilfsmittel

Über die Wirksamkeit verschiedener Therapieverfahren bei Arthrose der Fußgelenke gibt es bislang kaum aussagekräftige Studien. Die folgenden Empfehlungen stützen sich daher fast ausschließlich auf Expertenmeinungen. Grundsätzlich folgt die Behandlung denselben Prinzipien wie im allgemeinen Teil dieses Buchs beschrieben (S. 43 ff.). Spezielle Übungen der Physiotherapie (S. 47) fördern die Kraft und Beweglichkeit des Fußes und können auch Schmerzen reduzieren. Kälteanwendungen (S. 56) und Füßehochlegen wirken – besonders bei akuten Schmerzzuständen – abschwellend und oft auch schmerzlindernd. Eine geeignete Anpassung des Schuhwerks (S. 72) entlastet schmerzende Gelenke und beugt damit Schonhaltung und Fehlstellungen vor. Der Nutzen maßangefertigter Innenschuhorthesen (S. 150) ist am besten für die Behandlung schmerzhafter Hohlfüße

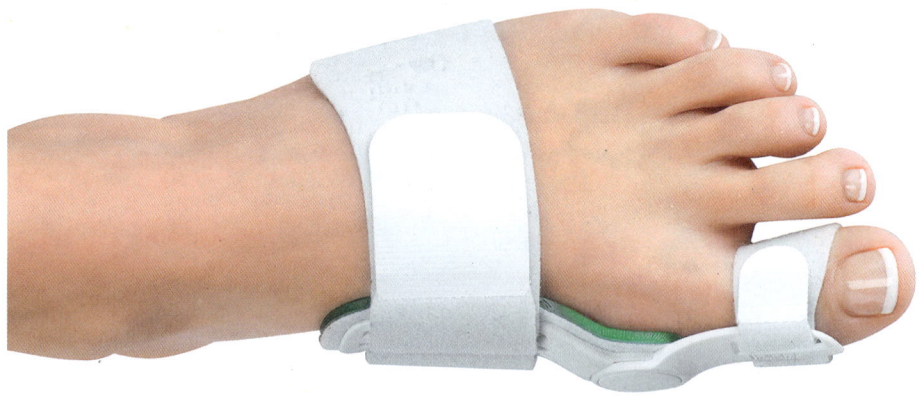

Mit einer Orthese können Sie beim Hallux valgus
Erleichterung erfahren.

belegt. Auch bei Fußschmerzen aufgrund chronisch entzündlicher Gelenkerkrankungen und beim Hallux valgus – einer Fehlstellung der großen Zehe in Richtung Fußaußenrand – scheinen solche Orthesen sinnvoll zu sein. Ob Injektionen (S. 108) von Kortikosteroiden oder Hyaluronsäure in Gelenke des Fußes von Nutzen sind, ist unklar.

Operationen

Eine Umstellungsosteotomie (S. 118) am Fuß kommt beispielsweise dann infrage, wenn eine Fehlstellung des Mittelfußknochens den Knorpelverschleiß am Grundgelenk beschleunigt. Bei der Resektionsarthroplastik wird das Gelenk fast vollständig entfernt. Dieser Eingriff hat sich wegen ungünstiger Langzeitergebnisse nicht bewährt. Ein entscheidender Nachteil ist auch, dass eine spätere

Arthrodese eine sehr viel aufwendigere Operation erfordert. Zur Knorpelrekonstruktion (S. 117) an Gelenken des Fußes gibt es bislang nur wenig Erfahrungswerte. Unter Umständen kann sie bei kleinen Knorpeldefekten in Erwägung gezogen werden. Ist das Großzehengelenk im Rahmen der Erkrankung bereits weitgehend zerstört, dann ist häufig eine Arthrodese (S. 120) angezeigt. Das versteifte Gelenk kann voll belastet werden, die Gelenkfunktion wird dabei vom Endgelenk übernommen. Der Ersatz des Großzehengrundgelenks durch eine Endoprothese ist zwar grundsätzlich machbar; die Langzeitergebnisse mit den bisherigen Prothesentypen sind aber eher enttäuschend. In vielen Fällen lockert sich die Prothese bereits innerhalb der ersten fünf Jahre. Danach ist nur noch eine Arthrodese möglich.

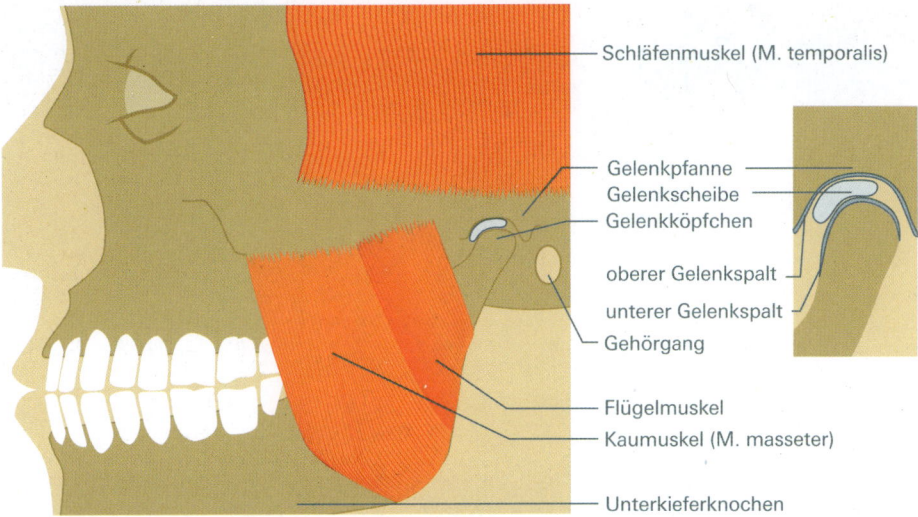

Schläfenmuskel (M. temporalis)

Gelenkpfanne
Gelenkscheibe
Gelenkköpfchen

oberer Gelenkspalt

unterer Gelenkspalt

Gehörgang

Flügelmuskel
Kaumuskel (M. masseter)

Unterkieferknochen

ARTHROSE DES KIEFERGELENKS

Die beiden Kiefergelenke bilden die bewegliche Verbindung zwischen Kinnlade und knöchernem Schädel. Sie gewährleisten die Beweglichkeit des Unterkiefers gegenüber dem Oberkiefer, etwa beim Mundöffnen, Kauen und Sprechen. Dazu gehört sowohl das Öffnen und Schließen als auch das Verschieben des Unterkiefers nach vorne und hinten sowie nach links und rechts. Diesem Bewegungsumfang entsprechend ist das Kiefergelenk ein kombiniertes Scharnier- und Schiebegelenk.

Das Kiefergelenk ist das kleinste Gelenk des menschlichen Körpers. Es wird aus einem Gelenkköpfchen am oberen hinteren Ende des Unterkieferknochens und einer Gelenkpfanne, einer mit Knorpel ausgekleideten Mulde im Schläfenbein in der Nähe des Gehörgang gebildet. Zwischen den beiden Gelenkkomponenten befindet sich eine Knorpelscheibe. Diese Gelenkscheibe wirkt als Puffer und Gleithilfe. Am Rand ist sie ringsum mit der Gelenkkapsel verwachsen und unterteilt somit das flüssigkeitsgefüllte Innere des Gelenks in einen oberen und einen unteren Gelenkraum.

Vier jeweils beidseitig angelegte, kräftige Muskeln bewegen den Unterkiefer; drei davon ziehen ihn an den Oberkiefer. Beim Kauen werden enorme Kräfte ausgeübt; im Bereich der Backenzähne liegen diese zwischen 300 und 650 Newton, das entspricht ungefähr einem Gewicht von 30 bis 65 kg. Beim Zähneknirschen oder -aufeinanderpressen werden sogar Kräfte bis zu 1 900 Newton – etwa einem 190-kg-Gewicht entsprechend – erreicht.

Gelenkgeräusche sind meist harmlos

Erkrankungen des Kiefergelenks äußern sich meistens durch Schmerzen, Bewegungseinschränkungen und Geräusche bei Gelenkbewegungen. Allerdings berichten fast drei Viertel der Gesamtbevölkerung über solche Symptome – meist ohne dass sie sich dadurch in irgendeiner Weise beeinträchtigt fühlen. Vor allem Knirsch- oder Reibegeräusche im Kiefergelenk kommen sehr häufig vor und sind meistens völlig harmlos. Dass man sie überhaupt wahrnimmt, liegt an der unmittelbaren Nachbarschaft des Kiefergelenks zum Ohr.

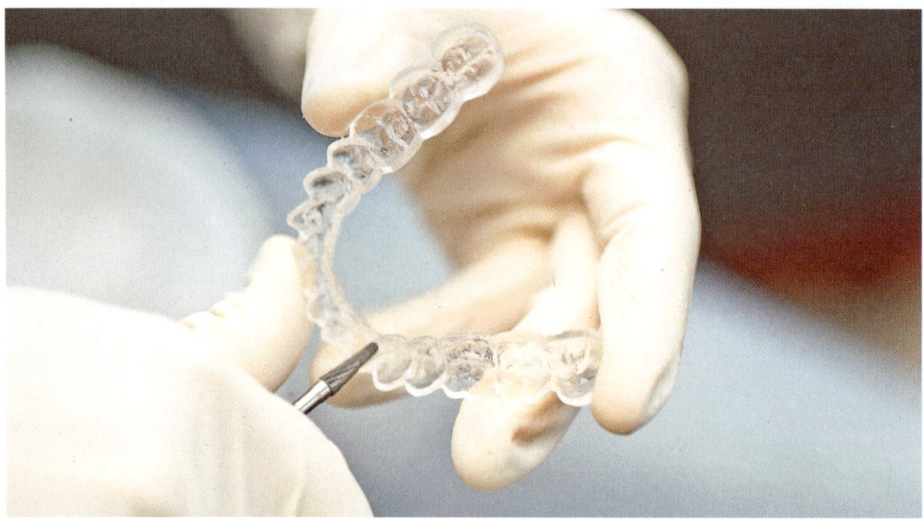

Stress und Verspannungen

Kiefergelenkbeschwerden beruhen nur selten auf einer primären Arthrose (S. 13) oder auf einer chronisch entzündlichen Gelenkerkrankung. Schmerzen in diesem Bereich stammen meistens aus der Kaumuskulatur und nicht unmittelbar aus dem Gelenk. Oft besteht ein enger Zusammenhang der Beschwerden mit nächtlichem Zähneknirschen oder -aufeinanderpressen, Schlafstörungen, psychischen Belastungen oder zwischenmenschlichen Konflikten. Häufig treten sie in Kombination mit Kopf- oder Nackenschmerzen, weitverbreiteten Schmerzen (S. 19) oder Depressionen auf. Auch bei einer Arthrose des Kiefergelenks können eine erhöhte Muskelspannung und psychische Faktoren dazu beitragen, dass die Schmerzen als stärker und die Erkrankung als belastend und beängstigend erlebt werden. Das Ausmaß der Knorpelschäden allein, wie es etwa mithilfe der Kernspintomografie (S. 23) ermittelt wurde, erlaubt dagegen keine direkten Rückschlüsse darauf, wie ausgeprägt Schmerzen und Bewegungseinschränkungen sind.

Entspannung, Physio- und Psychotherapie

Zur Behandlung von Kiefergelenkerkrankungen einschließlich Arthrose gibt es bislang nur wenige aussagekräftige Studien. Spezielle Übungen der Physiotherapie (S. 47) sollen dabei helfen, sich gelenkschonendere Verhaltensmuster anzugewöhnen. Eine schmerzhaft übersteigerte Muskelspannung in der Kaumuskulatur kann durch Entspannungsverfahren (S. 73) oder Biofeedback (S. 80) abgebaut werden. Eine ergänzende Psychotherapie (S. 78) widmet sich den seelischen und zwischenmenschlichen Anteilen der Erkrankung.

Schiene ausprobieren?

Viele Zahnärzte behandeln Kiefergelenkschmerzen mit verschiedenen Formen von Aufbissschienen, die maßgerecht aus Kunststoff angefertigt werden. Damit sollen zum einen die Zähne vor übermäßigem Abrieb – etwa durch nächtliches Zähneknirschen – geschützt werden, zum anderen verspricht man sich davon einen günstigen Einfluss auf das Kausystem, die Muskelspannung und die Stellung des

LINKS Ob eine Aufbisschiene Ihnen hilft, ist wissenschaftlich ungeklärt. Probieren Sie es ruhig aus, die Nebenwirkungen sind gering.

Kiefers. Der Nutzen solcher Schienen ist bislang ungeklärt; da sie aber kaum mit Nebenwirkungen behaftet sind, ist gegen einen Behandlungsversuch in der Regel nichts einzuwenden.

Suchtpotenzial beachten

Ob die Medikamente (S. 84), die bei Schmerzen anderer Gelenke eingesetzt werden, bei Kiefergelenkschmerzen ebenso wirksam sind, kann auf Grundlage der bisherigen Studien nicht eindeutig beantwortet werden. Haben psychische Faktoren einen hohen Anteil an den Beschwerden oder liegt sogar eine psychische Erkrankung oder Suchterkrankung vor, dann sollten auf keinen Fall Mittel mit hohem Abhängigkeitspotenzial eingesetzt werden. Dazu zählen beispielsweise alle Opioide (S. 94), aber auch Benzodiazepine – Medikamente, die als Schlaf- und Beruhigungsmittel sowie zur Muskelentspannung dienen. Ob Spritzen ins Gelenk (S. 108) und die äußerliche Anwendung von Medikamenten (S. 103) bei Kiefergelenkerkrankungen von Nutzen sind, ist unklar.

Operation nur selten notwendig

Nur selten macht eine Arthrose des Kiefergelenks einen chirurgischen Eingriff erforderlich, etwa eine Gelenkspülung, das Lösen von Verwachsungen und Glätten der Knorpelflächen im Rahmen der Arthroskopie (S. 116). Eine weitgehend zerstörte Gelenkscheibe kann man operativ ersetzen, entweder durch eine weiche Kunststoffscheibe oder durch körpereigenes Gewebe – in der Regel aus einem Muskel. Bei einem schwer geschädigten Kiefergelenk können die Kieferchirurgen heute mit einer Teil- oder Totalendoprothese (S. 119) Schmerzen lindern und Beweglichkeit wiederherstellen.

ADRESSEN

Zum Weiterlesen und -hören

■ Bimbi-Dresp, Michaela: Das große Pilates-Buch – die Original-Übungen für alle Könnensstufen, Gräfe und Unzer, 2006, 176 Seiten, 19,99 Euro.

■ Bißwanger-Heim, Thomas: Schmerztherapie – Was tun, wenn der Schmerz nicht nachlässt?, Stiftung Warentest, 2012, 208 Seiten, 16,90 Euro.

■ Bopp, Annette; Herbst, Vera: Handbuch Medikamente – Vom Arzt verordnet. Für Sie bewertet., Stiftung Warentest, 9. Aufl. 2013, 1 472 Seiten, 49,90 Euro. online: www.test.de/medikamente

■ Despeghel-Schöne, Michael: Fitness für faule Säcke – das Präventivprogramm für alle, die müssten, aber nicht wollen, vgs, 2003, 142 Seiten, 14,90 Euro.

■ Geiger, Urs; Schmid, Caius: Muskeltraining mit dem Thera-Band – das Übungsprogramm für Fitness und Therapie, blv, 6., neu bearb. Aufl., Neuausg. 2012, 127 Seiten, 14,95 Euro.

■ Hainbuch, Friedrich: Progressive Muskelentspannung, inklusive CD, Gräfe und Unzer, 2010, 80 Seiten, 16,99 Euro.

■ Hölker, Ralf Maria: Wege in die Entspannung + gesunder Schlaf. Atementspannung, Muskelentspannung, Visualisierung; die wirksamsten Entspannungsmethoden zur täglichen Anwendung, Audio-CD, Kölner Institut für Stressverminderung, TRIAS, 2001, 14,95 Euro.

■ Lichtenau, Birgit: Feldenkrais – starker Rücken, bewegliche Hüften, Audio-CD, TRIAS, 2013, 14,99 Euro (u. a. Gelenke).

■ Progressive Muskelentspannung. Übungs-MP3; www.schmerzakademie. de/patienten-service/services/#PMNJ.

■ Richter, Jutta: Schmerzen verlernen. Die erfolgreichen Techniken der psychologischen Schmerzbewältigung. Anleitung und Übungen zur Selbsthilfe, Springer-Medizin, 2., aktualisierte Aufl. 2013, 155 Seiten, 19,99 Euro.

■ Schutt, Karin: Massagen, Gräfe und Unzer, 2007, 127 Seiten, 12,90 Euro.

■ Sonntag, Robert: Blitzschnell entspannt. 100 verblüffend leichte Wege stressige Alltagssituationen zu bewältigen [mit Blitzschnell-entspannt-CD], TRIAS, 2009, 135 Seiten, 14,95 Euro.

■ Tiemann, Helmut; Lotze, Michael: Physiotherapie und chronischer Schmerz. Wege aus dem Irrgarten, Pflaum, 2005, 107 Seiten, 19,50 Euro.

■ Trökes, Anna: Das große Yogabuch – das moderne Standardwerk zum Hatha-Yoga, Gräfe und Unzer, 2010, 192 Seiten, 29,99 Euro.

■ von Stengel, Simon; Bartosch, Holle: Nordic Walking – effektives Ganzkörper-Training mit dem sanften Ausdauersport, Copress Sport, 3., erw. Aufl. 2005, 132 Seiten, 11,90 Euro.

■ Wilk, Daniel: So einfach ist autogenes Training – mit meditativen Geschichten auf CD, TRIAS, 2., überarb. und erw. Aufl. 2012, 88 Seiten, 14,99 Euro.

Informationsquellen

■ Deutsche Gesellschaft für Ernährung e. V. Ausführliche Empfehlungen der DGE zur Ernährung bei rheumatischen Erkrankungen unter www.dge.de

■ Deutsche Gesellschaft für Sportmedizin und Prävention (DGSP) – Deutscher Sportärztebund, www.dgsp.de; Informationsfaltblatt dgsp.de/_down loads/allgemein/Reha-Arthrose.pdf

■ Deutsches Arthrose Forum; Selbsthilfe-Forum von Betroffenen für Betroffene, www.deutsches-arthrose-forum.de

■ Schmerzakademie www.schmerzakademie.de

■ Unabhängige Patientenberatung Deutschland, www.unabhaengige-patien tenberatung.de

■ Weiße Liste – Krankenhaussuche: www.weisse-liste.de

Adressen

■ Bundesverband selbstständiger Physiotherapeuten – IFK e. V. Telefon: 02 34/97 74 50 E-Mail: ifk@ifk.de www.ifk.de

■ Deutsche Arthrose-Hilfe e. V. Telefon: 0 68 31/94 66 77 E-Mail: service@arthrose.de www.arthrose.de

■ Deutsche Arthrose Stiftung Telefon: 0 72 31/28 00 05 E-Mail: sekretariat@deutsche-arthrose-stiftung.de www.deutsche-arthrose-stiftung.de

■ Deutsche Gesellschaft für Manuelle Medizin e. V. – DGMM Telefon: 067 42/8 00 10 E-Mail: post@dgmm.de www.dgmm.de

■ Deutsche Gesellschaft für Physikalische Medizin und Rehabilitation e. V. Telefon: 03 51/8 97 59 32 E-Mail: info@dgpmr.de www.dgpmr.de

■ Deutsche Rheuma-Liga Bundesverband e. V.; Telefon: 02 28/76 60 60 E-Mail: bv.neumann@rheuma-liga.de www.rheuma-liga.de

■ Deutscher Heilbäderverband e. V. Telefon: 0 30/24 63 69 20 E-Mail: info@dhv-berlin.de www.deutscher-heilbaederverband.de

■ Deutscher Verband für Physiotherapie (ZVK) e. V. Tel.: 02 21/98 10 27 0 E-Mail: info@physio-deutschland.org www.physio-deutschland.de

■ Kneipp-Bund e. V. Telefon: 0 82 47/3 00 21 02 info@kneippbund.de www.kneippbund.de

■ Sozialverband VdK Deutschland e. V. Telefon: 02 28/82 09 30 E-Mail: kontakt@vdk.de www.vdk.de

■ Stressreduktion durch Achtsamkeit MBSR-Verband e. V. Tel. 0 30/79 70 11 04 E-Mail kontakt@mbsr-verband.org www.mbsr-verband.org

REGISTER

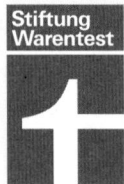

IMPRESSUM

© 2014 Stiftung Warentest, Berlin

Stiftung Warentest
Lützowplatz 11–13
10785 Berlin
Telefon 0 30/26 31–0
Fax 0 30/26 31–25 25
www.test.de
email@stiftung-warentest.de

USt.-IdNr.: DE136725570

Vorstand: Hubertus Primus
Weitere Mitglieder der Geschäftsleitung:
Dr. Holger Brackemann, Daniel Gläser

Alle veröffentlichten Beiträge sind urheberrechtlich
geschützt. Die Reproduktion – ganz oder in Teilen –
bedarf ungeachtet des Mediums der vorherigen
schriftlichen Zustimmung des Verlags. Alle übrigen
Rechte bleiben vorbehalten.

Programmleitung: Niclas Dewitz
Autor: Dr. Thomas M. Heim
Projektleitung/Lektorat: Christiane Hefendehl
Mitarbeit: Veronika Schuster
Korrektorat: Hartmut Schönfuß
Fachliche Unterstützung: Prof. Dr. Gerd Glaeske,
Bremen; Prof. Dr. med. Marcus Schiltenwolf, Heidel-
berg; Priv.-Doz. Dr. med. Dirk Stengel, Berlin

Titelentwurf: Susann Unger, Berlin
Layout: Pauline Schimmelpenninck Büro für
Gestaltung, Berlin; Sylvia Heisler
Bildredaktion: Sylvia Heisler

Bildnachweis: plainpicture (Titel); getty (Klappe);
DGE-Ernährungskreis®: Deutsche Gesellschaft für
Ernährung e. V., Bonn (S. 29);
Fotolia (S. 5, 21, 26, 31, 34, 37, 50, 54, 57, 42, 66, 75, 77,
125); istock (S. 5, 8, 38, 51, 55, 62, 70, 71, 121, 152);
wikimedia (S. 25); yourphototoday (S. 23); shutterstock
(S. 34, 58, 62, 66, 69, 126, 134); thinkstock (S. 37, 41, 48,
57, 59, 69, 104, 105, 106, 121); avenueimages (S. 53);
Bauerfeind AG, Zeulenroda (S. 71, 72); Ossenberg
GmbH (S. 70); picturealliance (S. 64); FeliTEC (S. 146);
hallufix AG (S. 150); Hilfsmitteltechnik A-Z GmbH
(S. 134); Initiative Mittelstand (S. 135); Petri + Lehr
GmbH (S. 146); Ralph Kaiser (138, 139,)
Illustrationen: Michael Römer, Berlin (S. 10, 11, 12, 117,
129, 130, 132, 137, 141, 142, 143, 145, 147, 149, 151)

Produktion: Sylvia Heisler, Vera Göring
Verlagsherstellung: Rita Brosius (Ltg.), Susanne Beeh
Litho: Sylvia Heisler; tiff.any, Berlin
Druck: AZ Druck und Datentechnik GmbH, Berlin/
Kempten

ISBN: 978-3-86851-141-3